大连市非物质文化遗产保护系列丛书

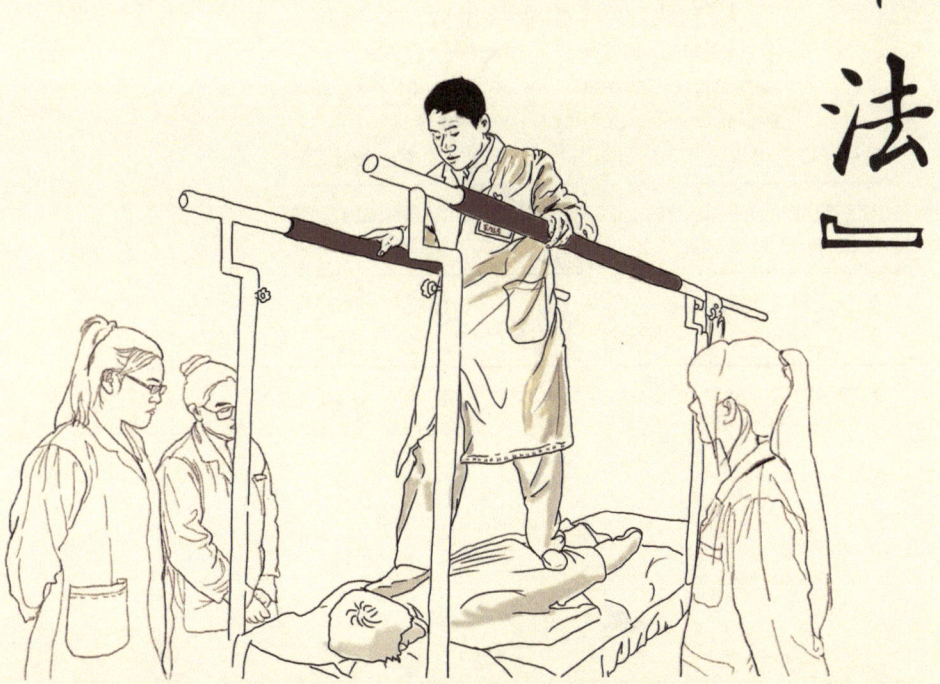

郑晓丽 主编

中医跷蹻术"跷蹻十法"

大连理工大学出版社

图书在版编目（CIP）数据

中医跷蹂术"跷蹂十法"/郑晓丽主编. -- 大连：大连理工大学出版社，2022.12（2023.9重印）
（大连市非物质文化遗产保护系列丛书）
ISBN 978-7-5685-3819-0

Ⅰ.①中… Ⅱ.①郑… Ⅲ.①按摩疗法（中医）—介绍—大连 Ⅳ.①R244.1

中国版本图书馆CIP数据核字(2022)第082963号

中医跷蹂术"跷蹂十法"
ZHONGYI QIAOROUSHU QIAOROU SHI FA

大连理工大学出版社出版

地址：大连市软件园路80号　邮政编码：116023
发行：0411-84708842　传真：0411-84701466　邮购：0411-84708943
E-mail:dutp@dutp.cn　URL:https://www.dutp.cn
北京虎彩文化传播有限公司印刷　　大连理工大学出版社发行

幅面尺寸：185mm×255mm　　印张：10　　字数：160千字
2022年12月第1版　　　　　　2023年9月第2次印刷

责任编辑：董歌菲　　　　　　　　责任校对：邵　青
封面设计：琥珀视觉

ISBN 978-7-5685-3819-0　　　　　　定　价：98.00元

编委会

主　　编：郑晓丽

副 主 编：冷小严　李宏声

统　　筹：孔庆印　李　灿

执行主编：车旭东

本册作者：车旭东　郭　鹏

图片设计：车蕊彤

编　　委：安照华　高　威　葛运峰　顾　媛
　　　　　郭　静　孔庆印　李　灿　梁哲瑞
　　　　　孙　恺　王　珊　邢　易　尹继勇
　　　　　张大伟　张　弘

组织编写单位

大连市非物质文化遗产保护中心

前　言

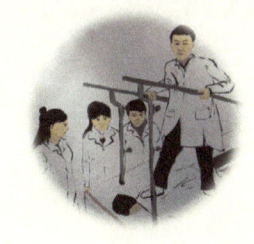

推拿按摩作为中医学的宝贵遗产，一直深受人们的喜爱。跷蹂术是推拿按摩的一个分支，是古代劳动人民在长期生活、劳动以及与疾病斗争的过程中，逐渐认识和发展起来的，是中医学重要的组成部分。

中医跷蹂术"跷蹂十法"是在传统跷蹂术的基础上，通过历代传承人临床实践提炼而出，容易被患者接受且疗效显著的十种跷蹂方法，即分推法、足摇法、足压法、搽蹂法、擦法、点穴法、叩击法、足曲法、足颤法和整脊复位法。中医跷蹂术运用手法与脚法作用于人体体表的特定部位，主要用于筋骨疾病和内科杂病的治疗，通过对人体产生的机械刺激达到疏通经络、理筋整复等作用。

2015年，中医跷蹂术"跷蹂十法"被列入大连市非物质文化遗产代表性项目名录。为了更好地传承与保护这一非物质文化遗产项目，让更多读者了解它的历史与文化，我们编写了本书。

  《中医跷蹂术"跷蹂十法"》一书对中医跷蹂术的发展历史、基础理论、技法、临床价值及传承保护等有关内容进行了梳理，具有一定的学术价值、文献价值及使用价值。希望通过本书的出版，能够让更多的读者了解并关注中医跷蹂术"跷蹂十法"。

编　者

2022年12月

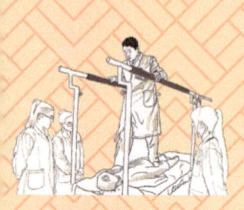

目 录 Contents

第一部分：概述 / 01

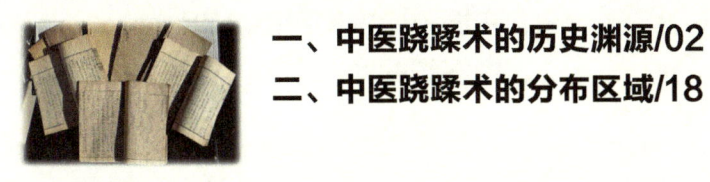

一、中医跷蹂术的历史渊源/02
二、中医跷蹂术的分布区域/18

第二部分：中医跷蹂术的主要内容 / 23

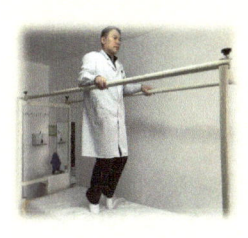

一、中医跷蹂术的理论基础/24
二、中医跷蹂术经络循行歌诀/42
三、中医跷蹂术的技法/52

第三部分：中医跷蹂术的价值及产业发展 / 81

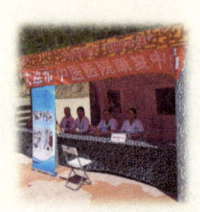

一、中医跷蹂术的价值 / 82
二、中医跷蹂术的产业发展 / 110

第四部分：中医跷蹂术的传承 / 117

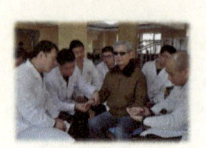

一、中医跷蹂术的传承脉络 / 118
二、中医跷蹂术的传承人及传承谱系 / 121

第五部分：中医跷蹂术的保护与发展 / 137

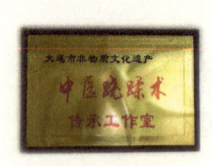

一、中医跷蹂术的保护 / 138
二、中医跷蹂术的发展 / 144

参考文献 / 150

后 记 / 151

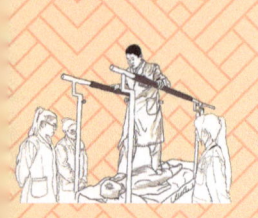

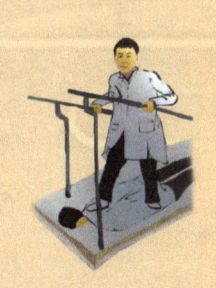

第一部分 概述

中医跷蹂术「跷蹂十法」

一、中医跷蹂术的历史渊源

（一）推拿的发展历史

推拿是中医临床学科中的一门外治法，是中医学的重要组成部分。推拿又有按摩、乔摩、按跷等说法。如《素问·血气形志》记载："形数惊恐，经络不通，病生于不仁，治之以按摩醪药。"明代钱汝明在《秘传推拿妙诀·序》中指出："推拿一道，古曰按摩，上世治婴赤，以指代针之法也。"《素问·异法方宜论》记载："中央者，其地平以湿，天地所以生万物也众。其民杂食而不劳，故其病多痿厥寒热，其治宜导引按跷。"《灵枢·病传》记载："黄帝曰：余受九针于夫子，而私览于诸方，或有导引行气、乔摩、灸、熨、刺、焫、饮药之一者，可独守耶，将尽行之乎？岐伯曰：诸方者，众人之方也，非一人之所尽行也。""推拿"一词，始见于明代万全的小儿推拿著作《幼科发挥》。推拿是一种非药物的自然疗法、物理疗法，通常是指操作者运用自己的手或肢体的其他部位，或借助一定的器具作用于受治者的体表、受伤部位、不适部位、特定的腧穴（又称穴位）、疼痛部位，具体运用推、拿、按、摩、捏、点、拍等形式多样的规范性动作，疏通经络、行气活血、化瘀止痛，从而扶正祛邪、调和阴阳，达到治疗疾病的目的。从人类认识和应用推拿以来，人们一直为推拿的发展不懈努力着。在不断创新推拿手法、拓展推拿医疗范围和适宜病种、探索推拿作用原理、进行推拿规模化教学、促进国际交流等方面卓有成效。推拿治疗病种范围涉及内科、外科、妇科、儿科、骨伤科、五官科等多个学科领域。在推拿技术得到发展的同时，推拿流派也逐渐形成，各流派之间的学术交流，对促进推拿学术的繁荣起到了积极的作用。由于推拿的方法简便、无副作用，治疗效果良好，所以千百年来在我国不断地发展、充实和提高。

先秦时期，推拿是主要的治疗和养生保健手段。这一时期，人类从没有文字到创造了象形文字。现破解的有关推拿的象形文字是"拊"字，《说文解字》曰："拊，揗也""揗，摩也"。应该说"拊"是现有表示推拿手法的最早名称。《史记·扁鹊仓公列传》曰："上古之时，医有俞跗，治病……挢引，案扤，毒熨。"这里提到的"案扤"指被动按摩，即给他人按摩。《孟子·梁惠王》中有"为长者折支"，据汉代赵岐注："折支，案（按）摩折手节解罢支也。"意思是为年长的人按摩肢体、被动运动四肢的意思。

秦汉时期，我国的医学著作较完整地记载了推拿防治疾病的方法，同时对推拿的作用和治病范围有了更多的认识。据《汉书·艺文志》所载，当时有推拿专著《黄帝岐伯按摩》10卷，可惜这本我国最早的推拿学专著已失传。《黄帝内经》是我国现存最早，且比较全面、系统阐述中医学理论体系的古典医学巨著，约成书于秦汉时期。该书中有关于推拿的记载，概括了推拿具有行气、活血、舒筋、通络、镇静、止痛、退热等作用（《素问·调经论》《素问·举痛论》《素问·血气形志》等）；记载了推拿可以治疗痹症、痿症、口眼歪斜和胃痛等多种病症（《灵枢·经筋》《灵枢·杂病》《灵枢·癫狂》等）；描述了有关推拿工具——"九针"中的"圆针"和"鍉针"（《灵枢·九针十二原》）；介绍了推拿治疗的适应证及禁忌证（《素问·举痛论》和《素问·玉机真藏论》）；还提出了按摩人员的选拔与考核标准（《灵枢·官能》）。《素问·举痛论》曰："寒气客于肠胃之间，膜原之下，血不得散，小络急引，故痛。按之则血气散，故按之痛止"，作者认识到推拿有温经散寒的作用，可以用于治疗腹痛；《素问·举痛论》又曰："寒气客于背俞之脉，则脉泣，脉泣则血虚，血虚则痛，其俞注于心，故相引而痛。按之则热气至，热气至则痛止矣"，即认识到脏腑疾病与脊柱相关，通过按揉背俞穴可治疗心痛。湖南长沙马王堆出土的西汉文物医书有《五十二病方》《足臂十一脉灸经》《导引图》《养生方》《合阴阳》。其中，《五十二病方》中论及的按摩手法有按、摩、蚤挈、中指搔、括、捏、操、抚、搢等10余种，按摩治疗的病症有小儿惊风、腹股沟疝、癃闭、白癜风、疣、外伤出血、皮肤瘙痒、冻疮和虫咬伤等。书中还首次记载了按压止血法、药摩法等。《导引图》为现存最早的导引（医疗体操）图谱和自我按摩图谱。这一时期，在推拿方面有重大影响的名医主要有华佗、张仲景和淳于意。华佗不仅发明了"五禽戏"，同时也积极倡导推拿。例如，他发明了膏摩，用于腹部外科手术后的康复，在后世医著中仍保存有"疗百病"的华佗虎骨膏及治疗伤寒的多种摩膏。《华氏中藏经》《华佗神医秘传》记载有"宜按摩而不按摩，则使人淫随肌肉，久留未消""不当按摩而按摩，则使人肌肉胀，筋骨舒张"，可见他对按或不按是有明确的选择。张仲景积极主张采用导引、吐纳、膏摩的方法进行养生保健。他在《金匮要略》中详细记载了多人推拿抢救自缢者的方法，"将自缢者徐徐抱解，不得截绳，上下安被卧之。一人以脚踏其两肩，手少挽其发，常弦弦勿纵之；一人以手按揉胸上，数动之；一人摩捋臂胫，屈伸之；若已僵，但渐渐强屈之，并按其腹。如此一炊顷，气从口出，呼吸眼开，而犹引按莫置，亦勿苦劳之"。淳于意则根据中医"热则寒之"的理论，采用"寒水拊"的方法降温，用于治疗热性病。

魏、晋、南北朝时期，推拿已普遍应用于急救，此外，推拿养生保健、膏摩疗法也十分盛行。这一时期主要代表人物有葛洪、刘涓子、陶弘景等。葛洪在《肘后救卒方》中介绍了推拿急救方法——治卒腹痛方："闭气忍之数十度，并以手大指按心下宛宛中取愈。""使病人伏卧，一人跨上，两手抄举其腹，令病人自纵重轻举抄之，令去床三尺许便放之，如此二七度止，拈取其脊骨皮，深取痛引之，从龟尾至顶乃止，未愈更为之"，葛洪还创立了捏脊法与抄腹法。《刘涓子鬼遗方》中记载了白芷膏、生肉膏、麝香膏、丹砂膏、黄芪膏等膏摩方，以及"摩四边""摩左右""病上摩""向火摩"等操作手法。陶弘景在《养性延命录》中介绍了琢齿、熨眼、按目四眦、引发、引耳、摩面、干浴、梳头、搓头顶、伸臂股等自我按摩的方法。

  隋唐时期，是推拿作为一门专业的治疗方法发展的鼎盛时期。隋代设置了全国最高的医学教育机构——太医署，设有按摩博士的职务。唐代的太医署设置的四个医学部门中就有按摩科，设按摩博士1人，按摩师4人，按摩生15人，按摩工16人。按摩博士掌管教学，在按摩师的辅助下教授按摩生学习按摩、导引、正骨等技法，按摩工直接为宫廷人员服务。隋代巢元方著有《诸病源候论》，全书共50卷，几乎每卷都附有导引、按摩的方法；唐代蔺道人在《仙授理伤续断秘方》中提出了治疗闭合性骨折的四大手法，即揣摸、拔伸、撙捺和捺正；此外他还发明了治疗肩关节脱位的椅背复位法和治疗髋关节脱位的手牵足蹬法。[①]唐代孙思邈在《千金要方》中记载"小儿虽无病，早起常以膏摩囟门上及手足心，甚辟风寒"。书中还记载了摩腹、摩面、摩眼、摩交耳、挽耳、拔耳、叩齿、挽发、放腰等自我推拿的方法。释慧琳在《一切经音义》中记载"凡人自摩自捏，伸缩手足，除劳去烦，名为导引""若使别人握搦身体，或摩或捏，即名按摩也"，对导引和按摩进行了区分。这一时期，推拿的国际学术交流比较活跃。医史界一般认为，我国推拿在唐代开始传到日本。同时，国外的推拿方法也流入我国。如《千金要方》中介绍的"婆罗门按摩法"，"婆罗门"即指古印度，说明与我国同样具有古代文明的印度，很早就与我国有推拿学术交流活动。

---

① 范炳华. 推拿学[M]. 北京：中国中医药出版社，2008.

宋、金、元时期，推拿作为一种治疗方法，广泛应用于临床各科，并在此基础上产生了丰富的诊疗理论，使推拿治疗作用的认识得到不断深化。宋代由朝廷敕辑的医学巨著《圣济总录》中强调按摩手法要具体分析，正确认识按摩的作用，根据具体病症应用于临床，"可按可摩，时兼而用，通谓之按摩。按之弗摩，摩之弗按，按止以手，摩或兼以药，曰按曰摩，适所用也"，即认为手法具有"斡旋气机，周流荣卫，宣摇百关，疏通凝滞"的作用，可达到"气运而神和，内外调畅，升降无碍，耳目聪明，身体轻强，老者复壮，壮者复治"的目的，并能"开达则塞蔽者以之发散，抑遏则慓悍者有所归宿"。书中还记载了多种膏摩方。宋代推拿还用于妇科催产，杨子建在《十产论》中记载了用手法矫正异常胎位的情况；庞安时用按摩催产获得"十愈八九"的效果，奠定了手法拨转胎位的基础。据《宋史·艺文志》记载，宋代有《按摩法》和《按摩要法》各一卷，可惜由于战乱而佚。这一时期，推拿的方法还有：以指代针（《东坡志林》）、搓滚舒筋法（《医说》）、按压腹部缓解转胞法（《仁斋直指方论》）和掐法治疗小儿脐风（《苏沈良方》）。金代张从正在《儒门事亲》中记载按摩具有汗、吐、下三法的作用，对推拿的治疗作用提出了新的见解。刘完素在《刘河间医学六书》中记载以"屈伸按摩"法治疗"卒中暴死"。元代危亦林在《世医得效方》中记载了双人动态牵引法、脊柱骨折的倒悬复位法、髋关节脱位的倒悬复位法等利用身体自重牵引复位的推拿手法。

明代时期，按摩被列为太医院十三医科之一，进行正规教育。《明史》卷七十四"太医院"条记载：太医院掌医疗之法，凡医术十三科，医官医生医士专科肆业，曰大方脉，曰小方脉，曰妇人，曰疮疡，曰针灸，曰眼，曰口齿，曰接骨，曰伤寒，曰咽喉，曰金镞，曰按摩，曰祝由。凡医家子弟，择师而教之，三年五年，一试、再试、三试，乃黜陟之。推拿在当时的发展，有两个显著的特点：一是开始出现"推拿"之称，《厘正按摩要术》曰："推拿者，按摩之异名也"；二是形成了小儿推拿的独特体系，如《补要袖珍小儿方论》中记载"秘传看惊掐筋口授手法论"，这是最早介绍小儿推拿的文献；收录于杨继洲的《针灸大成》一书中的《小儿按摩经》是我国现存最早的推拿专著；龚云林所著的《小儿推拿方脉活婴秘旨全书》，全书分为两卷，分别论述了推拿治法和药物治疗；周于蕃所著的《小儿推拿秘诀》介绍了"身中十二拿法"的穴位和功效。

清代时期，推拿具有三大特点。第一，小儿推拿盛行，由南方向全国推广。熊应雄所著的《小儿推拿广意》，全面、系统地总结了推拿疗法经验，同时还收录了很多具有实用价值的内服方剂。此外，骆如龙所著的《幼科推拿秘书》、钱櫰邨所著的《小儿推拿直录》和夏云集所著的《保赤推拿法》等，都是这一时期小儿推拿实践和理论的专著，代表了小儿推拿的发展水平。第二，推拿与正骨融合，以骨伤科疾病为对象的正骨推拿已形成相对独立的学科体系。这一时期出现了一部骨伤医学的巨著——《医宗金鉴》。《医宗金鉴》是清代太医院的医学教科书，提出"摸、接、端、提、按、摩、推、拿"的正骨八法；开创了手法操作诊治骨折、脱位的先河，书中介绍了手法操作的要领，提出手法操作

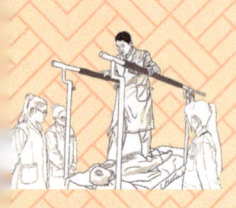

不仅有治疗作用，还具有康复价值。第三，推拿作为一种中医外治法，实现了与其他外治法和药物疗法的相互补充与结合。吴尚先所著的《理瀹骈文》记载了推拿、针灸、刮痧等数十种外治方法，提出将药物熬膏，通过敷、擦、摩、浸、熨、熏等方法应用于临床，发展了膏摩和药摩。

民国时期，推拿是以分散的形式在民间发展。我国疆域辽阔，推拿植根于民间，根据不同地域流行病的特点和民间要求，发展出各具特色的推拿学术流派。如山东的内功推拿、湘西的儿科推拿、江浙的一指禅推拿、四川的经穴推拿、河北的腹诊推拿等。这些众多的学术流派，形成我国推拿学科的一大特色。这一时期的推拿著作主要有曹泽普的《按摩实用指南》、杨华亭的《华氏按摩术》、黄汉如的《一指禅推拿说明书》、钱祖荫的《小儿推拿补正》、涂学修的《推拿抉微》、马玉书的《推拿捷径》、赵熙的《按摩十法》和彭慎的《保赤推拿秘术》等[1]。

中华人民共和国成立后，推拿的临床、教学、科研等方面都出现了空前的繁荣。1956年，上海成立了中国第一所推拿专科学校——上海中医学院附属推拿学校；1958年，上海建立了国内第一所中医推拿门诊部，通过设科办校，使推拿专业人才的培养除了"师带徒"的形式外，增加了课堂集体教育的方式，培养了一大批推拿专业的后继人才，继承和整理了推拿的学术经验。20世纪60年代初、中期，推拿疗法在临床中得到广泛应用，整理出版了推拿专业的教材和

---

[1] 范炳华. 推拿学 [M]. 北京：中国中医药出版社，2008.

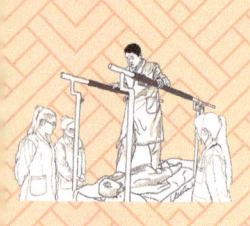

专著，开展了推拿的实验观察和文献研究。20世纪70年代末至80年代初，高等中医院校正式设立推拿专业，如上海中医学院针灸推拿系于1979年招收本科生，培养五年制大学本科学生，之后，全国有条件的中医学院都相继成立了针灸推拿系；1986年，上海中医学院推拿系成立，招收了全国第一批推拿专业的硕士研究生，培养推拿高级中医师；全国的医疗机构、康复（保健）机构，普遍设立推拿（按摩）科，推拿被更为广泛地应用于临床各科；1987年，成立了全国性的推拿学术团体——中华全国中医学会推拿学会；1991年，上海市中医药研究院推拿研究所成立，这是当时国内唯一一家专业性推拿科研机构。进入20世纪90年代，推拿教育进一步提高，全国多数中医院校的推拿专业从专科教育发展到本科教育；1997年，上海首次招收推拿学专业博士研究生，不断为推拿教学、临床、科研输送高素质专业人才。

在临床研究方面，20世纪50年代后期，推拿的临床应用范围有内科、外科、妇科、儿科、骨伤科、五官科等。1959年，上海中医学院附属推拿学校根据民间推拿临床经验整理编著出版了《中医推拿学》，书中列出的治疗病症达70余种。20世纪50年代末至60年代初，临床上开始逐步应用推拿治疗食道癌、胆道蛔虫病、小儿蛔虫性肠梗阻、小儿腹泻、流行性感冒、白喉、疟疾、乳腺炎、电光性眼炎、麦粒肿等病症。20世纪70年代初，根据推拿止痛的作用，开展了推拿麻醉，应用于甲状腺摘除、疝修补、剖腹产、胃大部切除等10余种手术。20世纪70年代中期到80年代，推拿治疗内科、儿科疾病有了较大的进展，如推拿治疗冠心病、心绞痛、高血压、婴幼儿轮状病毒性腹泻、糖尿病等病症，疗效及作用机理都可通过现代医学手段加以证实并进行阐述。从20世纪80年代到90年代，推拿治疗范围继续拓展，在颈椎间盘突出症、颈性眩晕、巨大型腰椎间盘突出症、腰椎滑脱、糖尿病、早泄等疑难病的治疗方面取得了较为满意的疗效。

推拿在实验研究领域的发展，时间上明显地分为两个阶段：20世纪50年代到60年代，开展了推拿的生理作用及治疗机理的初步研究；20世纪80年代以来，推拿学科在与各基础学科相互交叉、相互渗透的情况下，得到比较快的发展。具体表现为研究的范围不断扩大，已经从人体实验扩展到动物实验，从临床疗效观察，发展到手法、功法的作用机理研究；研究的层次逐渐深入，从临床指标观察，深入神经免疫学、分子生物学领域的研究。

推拿学科作为一个相对独立的体系，目前仍然面临其他各学科的冲击和挑战。同时，也应该看到，生物医学模式正在向"生物—心理—社会"医学模式发展。由于疾病谱[①]的变化，人们治疗疾病的方法正在从偏重手术和合成药物，逐渐向重视自然疗法和非药物治疗转变。推拿具有简便、舒适、有效、安全的特性，这种独特的医疗手法已经引起了国际临床医学工作者的重视。20世纪70年代后期以来，中国推拿专业人员与国外有关人士进行了广泛的交流，中国推拿学者出国讲学，赢得了国外学者的好评；同时，不少国家和地区的推拿专业

---

①疾病谱：是由固定的谱阶组成的疾病过程。

人员也来到中国学习中医推拿，人员日益增多，许多国家开始对推拿医学进行研究。在科学发展的新时代，学科之间相互渗透为推拿医学的发展提供了新的机遇和空间，在这样的背景和条件下，传统而古老的中国推拿学将得到充分的发展，推拿事业也将进入一个崭新的时期。[①]

（二）中医跷蹂术的由来

1. 跷蹂术的起源

推拿按摩是中医学的宝贵遗产之一，跷蹂作为推拿按摩的一个分支，至今已有两千多年的历史。跷蹂是古代劳动人民在长期生活、劳动以及与疾病做斗争的过程中，逐渐认识和发展起来的。

跷蹂在我国有着悠久的历史。当人们在生产劳动过程中遇到跌打、损伤而发生疼痛时，通过手法的抚摩、揉搓、撞击、推拿动作，可以缓解疼痛或使疼痛消失。手力不及时，可通过双足在背部及四肢部位踩压、揉搓、滚动，弥补手之不足，使作用达到深层肌肉，减轻病痛。在长期反复实践中，人们认识到了跷蹂的作用，之后经历代医学家不断实践、总结，逐渐形成了跷蹂疗法。

早在春秋战国时期，跷蹂就广泛应用于民间。很多书籍中都有应用跷蹂疗法治疗各种疾病的记载。推拿，古也称按跷。吴鹤皋曰："手摩为之按，足蹑谓之跷"；张志聪注曰："导引者，擎手而引欠也；按跷者，蹄足以按摩

---

① 严隽陶. 推拿学[M]. 北京：中国中医药出版社，2017.

也。"中国早期医学典籍《黄帝内经》中有"按蹻"一词，《素问·金匮真言论》："故冬不按蹻，春不鼽衄"；《素问·异法方宜论》："中央者，其地平以湿，天地所以生万物也众。其民食杂而不劳，故其病多痿厥寒热，其治宜导引按蹻，故导引按蹻者，亦从中央出也。"王冰对按蹻词注曰："按，谓按摩；蹻谓如矫捷之举动手足，是所谓导引也。"春秋战国时期，按蹻已应用临床，秦汉时期则扩大了应用范围，不仅用于养生保健，还用于临床急救。现存最早的一部成人推拿专著《按摩经》中，把当时流行的推拿手法整理成"手法二十四则"，其中有四则与蹻踩有关，即"踏破双关十三""金鸡独立十四""足下生风十五""脚蹬火轮二十四"。由此可见，蹻踩一直是人类与病魔做斗争的一种方法。

2. 蹻踩术的形成

殷商时期，按摩已经作为治病保健的手段，在宫廷和民间生活中都有不可低估的作用。蹻踩术作为按摩的一个分支，也随按摩技法的不断发展而被人们所认识。

先秦时期，按摩主要用于治病和养生保健，这时民间称其为蹻引、桑扶、眦、按蹻摩、折枝、仰摇、摩挲等。王冰注云："导引，谓摇筋骨，动肢节。按，谓仰按皮肉；蹻，谓捷举手足。"

西汉初期，按摩手法成为名医教学的一项重要内容。《黄帝内经》《金匮要略》《伤寒论》等是中医辨证论治体系的奠基之作，书中提到的推拿疗法的条文虽不多，但在按蹻史上影响却很大。《汉书·苏建附子武传》曾记载跷蹻用于急救的故事。"（苏）武引佩刀自刺，卫律惊，……凿地为坎，置煴火，覆武其上，蹈其背以出血，武气绝半日复息。"故事中的"蹈其背"指的就是足踩背部，可见当时已有按跷法的具体应用。

晋唐时期的《诸病源候论》和史称三大方书的《肘后备急方》《备急千金要方》《外台秘要》集中记载了推拿跷蹻在这一时期的杰出成就。隋唐是按摩发展的兴盛时期。隋代《百官志》中记有"太医院又主药二人……按摩博士二人"；《旧唐书·职官志》："太医院掌医疗之法，承之为二，其属有四……三曰按摩，皆以博士以教之"；《新唐书·百官志》中记有"按摩博士一人，按摩师四人，并以九品以下，掌教导引之法以除疾"。唐代将按摩医生分成按摩博士、按摩师、按摩生和按摩工等不同等级。这样，按摩博士在按摩师和按摩工的辅助下教导按摩生"导引之法以除疾，损伤折跌者正之"。开始了有组织的按摩教学工作。《千金要方·养性》："凡人无问有事无事，常须日别踏脊背、四肢一度；头项苦，令熟踏，即风气时行不能著人。此大要，妙不可具论。"在唐代，跷蹻应用于骨伤科病症，常用于脱位的整复，《仙授理伤续断秘方》中记载："凡胯骨从臀上出者，可用三两人，挺定腿拔伸，乃用脚中捺入。"

北宋时期活字印刷术的发明，为医学知识的总结、传播和普及提供了便利。这一时期，跷蹻主要成就表现在民间养生保健方面，当时的《太平圣惠方》《圣济总录》中都有记载。如《圣济总录》中记有："世之论按摩，不知

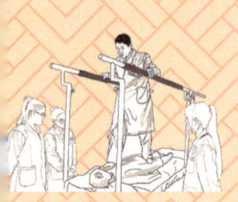

析而解之，乃合导引而解之。夫不知析而治之，固已疏矣，又合已导引，益见其不思也"，介绍了按摩和导引练功相结合来治疗疾病。

元代，跷蹻多用于治疗伤科疾病。《回回药方》中记载了跷蹻术治疗脊柱骨的方法，即"用一张床，使病人俯卧，将棉布十字缠胸上，又在膝上复缠至胸间，用力扯，医人以手按其骨。使病人俯卧，医人以脚踏出骨节上，立步时或将脚面推于脱出的骨上，用力撒入本处"。《永类钤方》中也有类似记载："令病人复卧，医人以脚踏出骨节上……"可见，当时已有双脚踩踏法治疗伤科疾病的具体应用。

明、清及民国时期，跷蹻术经过多年的积累得到很大的发展，更多地应用于临床治疗、保健等方面，民间相继出现了一批名医名著，如马玉书和《推拿捷径》、曹泽普和《按摩实用指南》及杨华亭和《华氏按摩术》，为按摩跷蹻术的发展做出很大的贡献，正是在这个时期，"大连流派"创始人赵公的中医跷蹻术出现了。

3. 中医跷蹻术的发展

中医跷蹻术"大连流派"始创于19世纪90年代清光绪年间，创始人赵公在现在的大连市天津街创办了中医跷蹻诊所。赵公熟读经典，擅长脏腑辨证与经络辨证，提出奇恒之腑经络证治体系。他专心诊病，以一把草（药）、一根针（针灸）、一双手（按摩）闻名于旅大地区，尤其是他结合了奇恒之腑经络证治体系，总结提炼出奇恒经络诊法和六类跷蹻脚法，称之为"赵氏六法"。之后的历代传承人在理论、技法方面多有增减。第三代传承人车旭东，追古溯今，刻苦钻

中医跷蹂术『跷蹂十法』

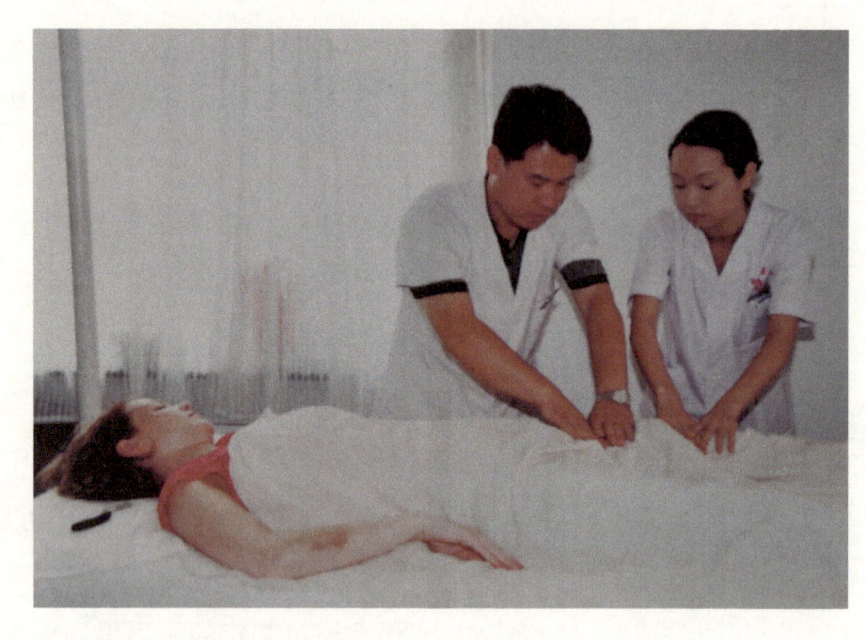

▲ 非遗传承人车旭东带教日本学生中医跷蹂术

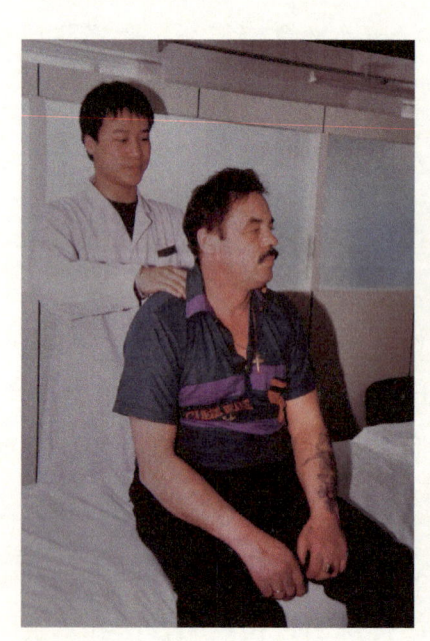

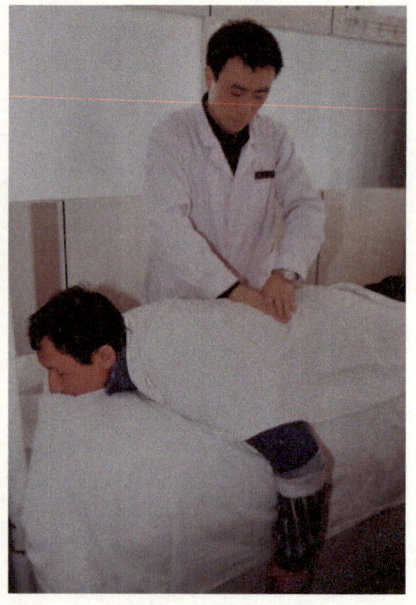

▲ 非遗传承人张大伟医生与修文明医生运用中医跷蹂术为俄罗斯患者治疗

研，继承和发展奇恒之腑证治体系，在临床实践过程中，探索创新，总结提炼出安全实用、疗效显著的中医跷蹂术——"跷蹂十法"（简称中医跷蹂术）。如今，中医跷蹂术的技法随着弟子们的传播和现代媒体技术的宣传，已传至新西兰、俄罗斯、也门、日本、韩国等国。

二、中医跷蹂术的分布区域

中医跷蹂术国内主要分布在辽宁、青海、西藏等地；国外主要分布在新西兰等国家。

（一）国内

1. 辽宁

大连市中医医院。大连市中医医院位于大连市中山区，

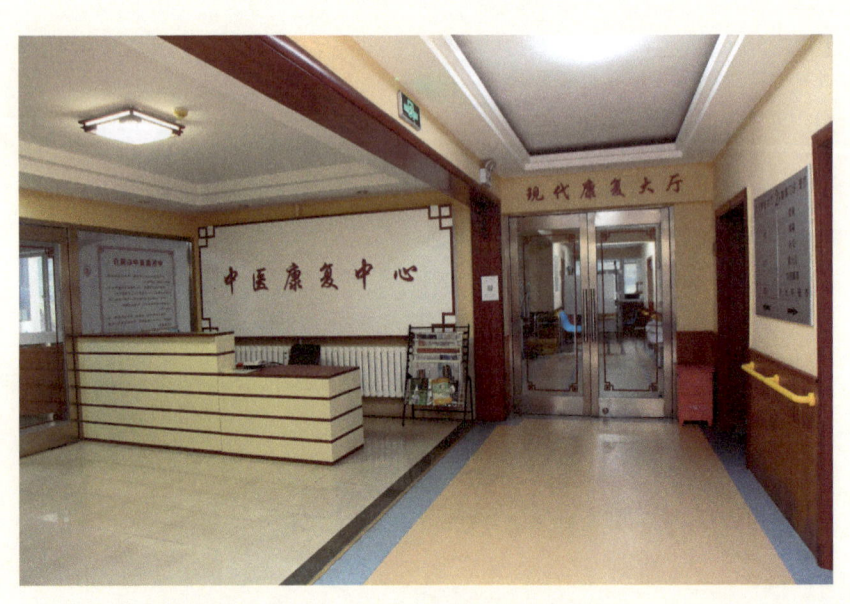

▲ 大连市中医医院中医康复中心（中医跷蹂术主基地）

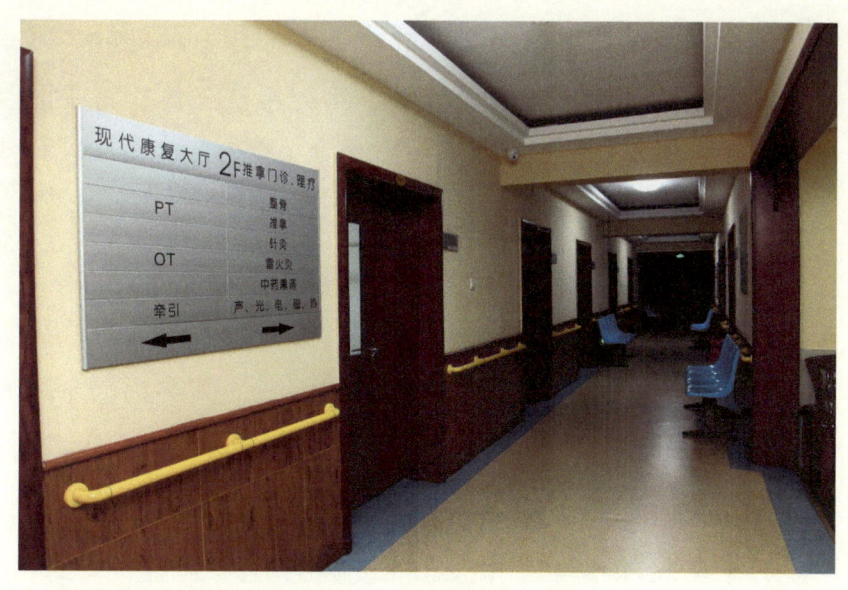

▲ 大连市中医医院现代康复大厅（中医跷踩术主基地）

成立于 1961 年，是一家集医疗、教学、科研、预防、保健、康复于一体的现代化综合性中医医院，也是大连市唯一一家以中医治疗为主、中西医并重的三级甲等医院，其中康复科为辽宁省、大连市重点专科建设单位。中医跷踩术的第二代至第四代传承人先后就职于大连市中医医院。

2. 青海

青海省湟源县中医院。2016 年 8 月，大连市中医医院中医跷踩术基

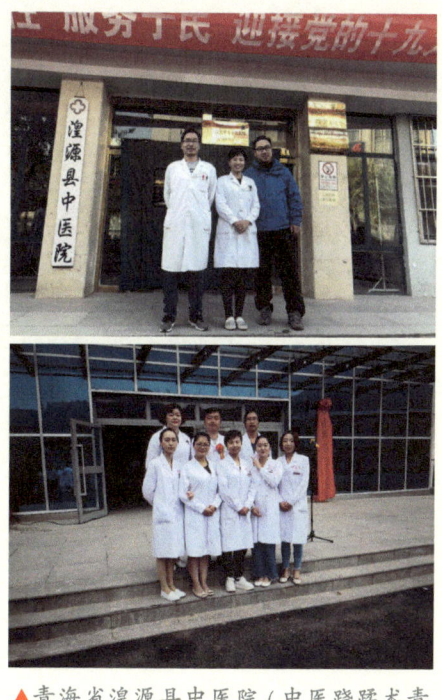

▲ 青海省湟源县中医院（中医跷踩术青海帮扶基地）

地接到扶贫帮困任务，先后派出车旭东、郝一峰、郭鹏、宋金阳、孙雅宁进行了连续5年的帮扶工作，将中医跷蹻术传授给当地的医护人员，使之成为当地的特色中医疗法，深受群众欢迎。

3. 西藏

西藏自治区索县藏医院。索县藏医院现为二级甲等医院，建有全国名藏医专家传承工作室，其中泻治专科为地市级重点专科，"脉泻疗法"为自治区级非物质文化遗产。2020年9月，非遗传承人车旭东带队来到索县藏医院，进行中医跷蹻术理论和实践的讲解演示，并和"脉泻疗法"团队进行学术交流。同年8月，索县藏医院开展了推拿跷蹻诊疗项目，为藏民提供了一种新的特色疗法。

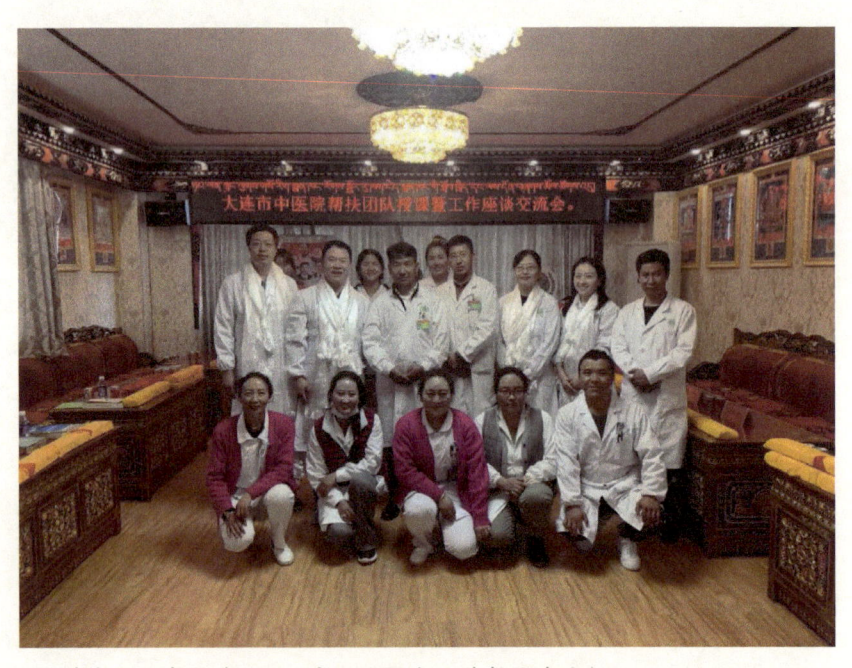

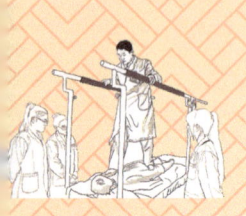

▲西藏自治区索县藏医院（中医跷蹻术西藏帮扶基地）1

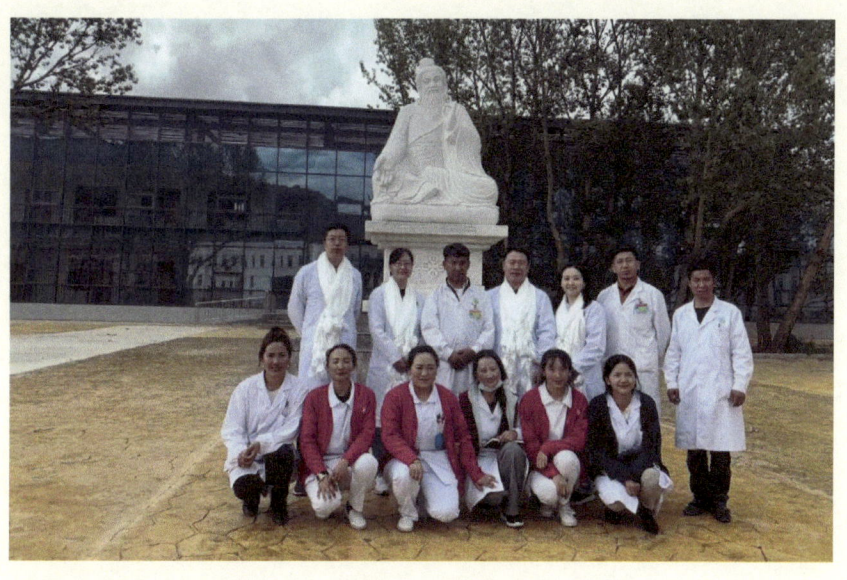

▲西藏自治区索县藏医院（中医跷踩术西藏帮扶基地）2

（二）国外

新西兰SUNNY LAND中医馆。2014年，非遗传承人耿永波远赴新西兰，在当地传播中医跷踩术，创办了SUNNY LAND中医馆，受到国外广大患者的认可和赞扬。之后，非遗传承人郝一峰于2019年再次将这一技术带到了新西兰。

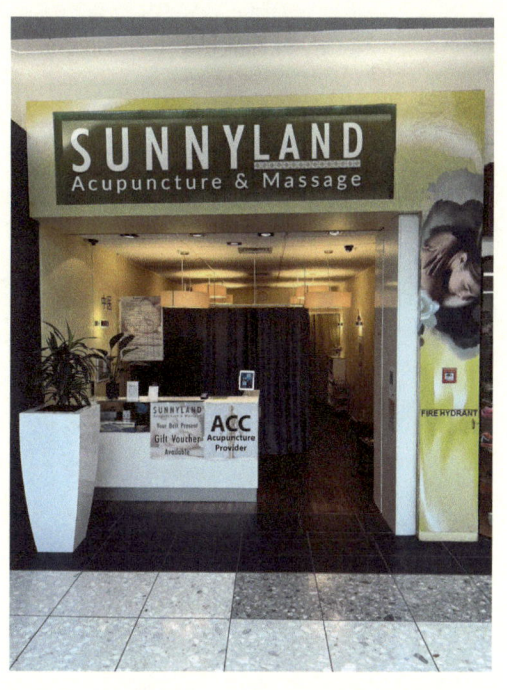

▲新西兰SUNNY LAND中医馆（中医跷踩术新西兰培训基地）

中医跷躔术"跷躔十法"

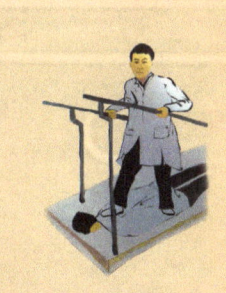

第二部分 中医跷躔术的主要内容

一、中医跷蹂术的理论基础

（一）中医奇恒之腑经络证治理论

中医学将人体内脏分为五脏、六腑和奇恒之腑三类。奇恒之腑包括脑、髓、骨、脉、胆、女子胞。何为奇恒之腑？奇者，异也；恒者，常也，故奇恒之腑即异于寻常的腑。奇恒之腑奇在何处？简而言之，它们在形态上类似腑，而在功能上类似脏，非脏非腑，故称奇恒之腑。奇恒之腑在形态上多属中空的管腔性器官，与腑相似；但共同的生理功能是贮藏精气，与脏相似。它们不是饮食的消化通道（除胆外），均无脏腑表里的配合关系，无五行配属，异于平常的腑。

1. 脑

脑，居于颅腔之内，由髓汇聚而成，故称"脑为髓之海"。脑的功能：一是有精神意识、思维活动，所谓"头者，精明之府"，李时珍称"脑为元神之府"；二是感觉运动的功能，《黄帝内经》中已初步认识到脑与视觉、听觉和运动功能有关，后世医家从临床实践中又进一步认识到思维、记忆、言语、嗅觉等功能活动均与脑密切相关。

2. 髓

髓，是贮于骨腔中的一种膏样物质，主要分为骨髓、脊髓与脑髓。脊髓上通于脑，中医学认为肾中精气循督脉上升而贯注于脑。髓的功能：一是滋养骨骼；二是化生血液，有"精髓为生血之源"的说法；三是充养脊髓，以维持脊髓及督脉的功能；四是充养脑，以维持其正常的生理功能。

3. 骨

骨，中医学所称的骨，主要包括脆骨、硬骨、暗硬骨等。脆骨，是指一种较软的骨质；硬骨，是指坚硬有力的骨质；暗硬骨，今称"籽骨"，由两块或两块以上的骨间接连接起来并保持一定活动机能而形成的关节。骨质可随人年龄的增长而逐步发生变化，婴幼儿时期骨质较柔软，而后随年龄递增而逐渐变硬，老年时骨质硬而缺乏韧性。骨的功能：一是贮藏骨髓；二是支撑形体和保护内脏；三是主司运动。

4. 脉

脉，即血脉，为血液运行的通道，包括现代解剖学所说的动脉和静脉。脉遍布周身，与心脏在结构上直接通连，血液在心脏的作用下于脉内循行周身，百脉又"朝会于肺"。脉的功能：一是运行气血；二是脉象及其变化可以反映脏腑气血的生理、病理信息。所以，中医通过切脉来测知人体的病理变化，从而诊察疾病。

5. 胆

胆，是中空的囊状器官，附于肝，居肝之短叶间，故谓"肝胆相照"。肝分泌胆汁，贮藏于胆，胆汁泄于肠道以助消化，参与"传化水谷"①，故为六腑之一。胆内藏精汁(胆汁)，主决断勇怯，如常说的胆识、胆量、胆略；胆参与心神活动，本身并不受盛水谷②，异于"传化之府"③，因而，胆又属奇恒之腑。胆的功能：贮存、排泄胆汁，助肝气之疏泄。

6. 女子胞

女子胞又称胞宫，或称子宫。它位于小腹部，在直肠之前，膀胱之后，下口与阴道相连，呈倒置的梨形（中空）。女子胞的功能：一是通行月经；二是孕育胎儿。在长期的临床实践中，中医跷躁术传承人车旭东认为胞宫不局限于女子胞，男性亦有主生殖等功能的"精室"，遂将二者统称为"男女胞"。

中医奇恒经络证治体系术存而理不全，百余年来都是口口相传。中医跷躁术传承人车旭东结合了脏腑辨证理论与经络辨证理论，继承创新，在第二代传承人魏庆春的基础上总结提炼出奇恒之腑经络证治体系的理论基础：

（1）《黄帝内经·素问》中记载：脑、髓、骨、脉、胆、女子胞，此六者，地气之所生也。皆藏于阴而象于地，故藏而不泻，名曰奇恒之腑。夫胃、大肠、小肠、三焦、膀胱，此五者天气之所生也，其气象天，故泻而不藏。此受五藏浊气，名曰传化之府，此不能久留，输泻者也。魄门亦为五脏使，水谷不得久藏。所谓五脏者，藏精气而不泻也，故满而不能实。六腑者，传化物而不藏，故实而不能满也。《黄帝内经》中将人体的脑、髓、骨、脉、胆、女子胞称

---

①传化水谷：中医常用语，指转化。食物被消化成小分子吸收，古人称之为水谷精微。
②受盛水谷：中医常用语。受：接受，盛：装，意思是你吃了东西进入胃，胃就受盛了你吃的东西。
③传化之府：中医常用语，一般指胃、大肠、小肠、三焦和膀胱。此五者泻而不藏，具有消化吸收并传输水谷精微的功能，故称传化之府。

为奇恒之腑，它是中医脏象学说的重要组成部分。

（2）根据阴阳学说，有上即有下，有左即有右，有横即有竖，十四正经为竖行经络，奇恒之腑经络为横行经络。

（3）五脏六腑都有对应的经络，奇恒之腑也有对应的经络，即脑经、髓经、骨经、脉经、胆经、男女胞经（简称胞经），分别位于头、颈、胸、腹、盆和关节的出入口，为环形经络，与十四正经纵横交错，内联脏腑，外络肢节。

（二）中医奇恒之腑经络证治理论指导下的中医跷蹻术

中医跷蹻术是一种中医外治法，和其他中医疗法一样，以中医基础理论为依据，如阴阳五行、脏腑经络、气血津液等。但中医跷蹻术有独特的临床治疗特点，即表现为运用手法与脚法作用于人体体表的特定部位进行疾病治疗。在基础理论应用方面，以奇恒之腑经络腧穴为重，与经络学中的"皮部"和"经筋"密切相关。中医跷蹻术不但重视传统的腧穴，更重视脑经、髓经、骨经、脉经、胆经、胞经六个奇恒之腑经络的调理。目前，中医跷蹻术主要应用于筋骨疾病和内科杂病的治疗。

1. 中医跷蹻术的作用原理

中医跷蹻术运用手法与脚法作用于人体体表的特定部位，通过对人体产生的机械刺激达到疏通经络、行气活血，平衡阴阳、调节脏腑，理筋整复、滑利关节①等作用。

（1）疏通经络，行气活血

经络是人体气血运行的通路，内联脏腑，外络肢节，通

---

①滑利关节：中医常用语，即增加关节运动的幅度和灵敏度的方法。

达表里，贯穿上下，像网络一样，遍布全身，将人体各部分联系成一个有机整体。《灵枢·本藏》中记载，经络具有"行血气而营阴阳，濡筋骨，利关节"的作用，可以维持人的正常生理功能。《素问·调经论》记载，"血气不和，百病乃变化而生"，是说血气不和，阴阳失调，内伤外感，经络闭阻、不通就会产生疼痛、麻木、肢体不遂等一系列临床症状。《灵枢·经脉》中说："经脉者，所以能决死生、处百病、调虚实，不可不通。"

中医跷蹻术作用于人体经络腧穴，可以起到疏通经络，行气活血的作用。首先，通过手法或脚法对人体经络腧穴进行直接刺激，促进气血的运行；其次，在手法或脚法的作用下，使局部产生热效应，从而推动气血循环。医学典籍中对此皆有记载：《素问·血气形志》中载有"形数惊恐，经络不通，病生于不仁，治之以按摩醪药"；《素问·举痛论》中记载"寒气客于肠胃之间，膜原之下，血不得散，小络急引故痛，按之则血气散，故按之痛止""寒气客于背俞之脉则脉泣，脉泣则血虚，血虚则痛。其俞注于心，故相引而痛。按之则热气至，热气至则痛止矣"。

（2）平衡阴阳、调节脏腑

中医基础理论认为，疾病的发生、发展及转归过程受正气与邪气相互斗争、盛衰消长的影响。只要机体有充分的抗病能力，致病因素就不起作用。《灵枢·百病始生》中记载："风雨寒热，不得虚，邪不能独伤人。卒然逢疾风暴雨而不病者，盖无虚，故邪不能独伤人。"《素问·评热病论》中记载"邪之所凑，其气必虚，阴虚者，阳必凑之，

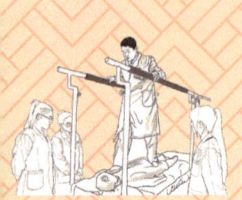

故少气时热而汗出也。小便黄者，少腹中有热也。不能正偃者，胃中不和也。正偃则咳甚，上迫肺也。诸有水气者，微肿先见于目下也"，这段文字说明疾病的发生和发展，是因为机体的抗病能力处于相对劣势，邪气乘虚而入所致。人体的正气与脏腑功能直接相关。中医中的脏腑包括五脏、六腑和奇恒之腑。脏腑有受纳排浊、化生气血的功能。当脏腑功能失调或衰退，则正气虚弱，邪气壅盛。

中医跷蹂术通过刺激人体相应的经络腧穴，可以起到平衡阴阳、调节脏腑的作用。首先，在体表的相应经络与穴位施用手法或脚法，通过经络的介导发生作用；其次，在手法或脚法的作用下，通过机械刺激调节脏腑功能。长期的临床实践可知，操作得当的手法或脚法对脏腑功能具有双向调节作用。中医跷蹂术通过对脏腑功能的调整，使阴阳平衡、气血调和，让机体处于良好的功能状态，从而激发机体内的抗病因素，达到扶正祛邪的目的。

（3）理筋整复、滑利关节

筋骨、关节是人体的运动器官。机体筋骨强健、关节滑利，才能够维持正常的生活起居和活动功能。筋骨关节受损，必累及气血，致脉络损伤，气滞血瘀，为肿为痛，从而影响肢体关节的正常活动。正如《灵枢·本藏》中所说："是故血和则经脉流行，营复阴阳，筋骨劲强，关节清利矣。"《医宗金鉴·正骨心法要旨》中指出："因跌仆闪失，以致骨缝开错，气血郁滞，为肿为痛，宜用按摩法。按其经络，以通郁闭之气，摩其壅聚，以散瘀结之肿，其患可愈。"说明推拿具有理筋整复、滑利关节的作用，主要表现在三个方面：

一是通过手法或脚法促进损伤局部气血的运行，达到消肿祛瘀，理气止痛的效果；二是通过整复类手法或脚法直接调整受损的关节，纠正筋出槽、骨错缝，达到理筋整复的目的；三是适当的被动运动手法可以起到松解粘连、滑利关节的作用。

2. 中医跷蹽术的治疗原则

中医跷蹽术和其他中医疗法一样，需要根据具体情况采用不同的治疗方案，在临床施术过程中遵循的总体原则是：整体观念，辨证论治；标本同治，缓急兼顾；三因制宜，善治未病。

（1）整体观念，辨证论治

"整体观念"是中医治病的基本原则。中医基础理论认为人体是一个有机整体，人体的各个组成部分，在结构上是不可分割的，在功能上是相互为用、相互制约的，在病理上是相互影响的。同时，人体与自然环境也有密切关系，人类在能动地适应自然和改造自然的过程中，维持着机体的正常生命活动。这种机体自身整体性、机体与自然界统一性的思想，贯穿于中医生理、病理、诊法、治疗等各个方面。遵循整体观念的原则，在临床中，体现在既要分析局部症状，又要注意机体整体对局部的影响。在处理局部症状时，还要重视对机体整体的调整，不可单纯地"头痛医头，脚痛医脚"。

"辨证论治"是中医学的精华所在，临床中通过辨证论治，将中医四诊收集的病史、症状和体征进行综合分析，辨清疾病的原因、性质、邪、正之间的关系，概括判断为

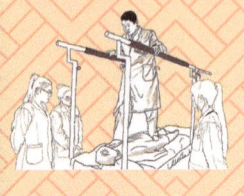

某种性质的证，然后，根据这种辨证的结果，确定相应的理法方药[①]。辨证论治是认识疾病和解决疾病的过程，是理论和实践相结合的体现。在临床推拿工作中，"辨证论治"具体表现为辨证施术，即根据辨证的结果确立治疗法则，选择手法或脚法的操作方法，找准穴位和部位，进行具体的操作治疗。推拿治疗的辨证论治原则体现了中医学同病异治和异病同治的特点。同病异治与异病同治是以病机[②]的异同为依据的治疗原则。同病异治，是指某些疾病的病变部位和症状虽然相同，但具体的病机不同，在治疗方法上选用的推拿手法及穴位、部位就会不同，即同一疾病采用不同的推拿手法治疗。异病同治，是指某些疾病的病变部位和症状虽然不同，但主要病机相同，所以在治疗方法上可以选用相同的推拿手法及作用于相同的穴位和部位，即不同的疾病采用相同的推拿手法治疗。

（2）标本同治，缓急兼顾

疾病的发生、发展通常通过临床症状表现出来，但这些症状只是疾病的现象，并不是都能反映出疾病的本质，有的甚至是假象，只有在充分了解疾病的各个方面，包括症状表现在内的全部情况下，通过综合分析，才能透过现象看到本质，从而确定何为标，何为本。由于中医跷蹻术自身的特点，结合"治病必求于本""急则治其标，缓则治其本"等原则，既要对疾病的主要矛盾治疗，又要重视疾病次要矛盾的

---

①理法方药：理，指中医理论；法，指诊法治法；方，指方剂；药，指药物。理法方药，指应用中医理论诊法治法在临床实践中贯穿起来的思维方法。
②病机：疾病发生、发展与变化的机制。疾病的发生、发展与变化，与患病机体的体质强弱和致病邪气的性质密切相关。

处理；既要积极治疗急性发作的疾病，又要兼顾处理慢性症状疾病。同时，在推拿临床中，正确地应用"标本同治，缓急兼顾"的治疗原则，不仅要制订中医跷蹻术的具体治疗方案，还要根据这一原则与其他治疗方法合理结合。

（3）三因制宜，善治未病

三因制宜是指因时制宜、因地制宜和因人制宜。

因时制宜，是根据季节、气候、时辰等因素制订或调整推拿方案。《达摩易筋经洗髓经》中有"揉有节候"之说，即人的生理、病理活动会因不同的时间而产生相应的变化，有一定的规律可循，可以根据一日十二时辰中人体气血的盛衰和穴位的开阖来进行中医跷蹻术的治疗。

因地制宜，是根据自然环境和地理特点制订推拿方案。《素问·异法方宜论》提到导引、按跷源起"其地平以湿"的中原地区，同时介绍了其他中医疗法的发源地。地理环境的差异导致不同地域人群生活习惯的不同和疾病谱的不同，在选择推拿的具体操作方法上也有所区别。如东方人大多不习惯裸露皮肤推拿，中医跷蹻术治疗过程中就会选择铺垫按摩巾。每一种推拿疗法在临床中都应当充分考虑地域特点。

因人制宜，是根据病人的年龄、性别、体质、职业、生活习惯的不同，采取不同的推拿治疗措施。如小儿气血未充，妇女有经、带、胎、产的生理特点，老年人多伴有骨质疏松等情况，在选择推拿治疗方案时，应当根据病人的病情合理运用，在中医跷蹻术施术过程中，应做好医患之间的交流，根据病人的反馈实时调整，寻求最佳的治疗效果。

《灵枢·逆顺》提出"上工治未病，不治已病"。"治未病"一直是中医防治疾病的指导思想。《金匮要略》记载"若人能养慎，不令邪风干忤经络，适中经络，未流传脏腑，即医治之。四肢才觉重滞，即导引、吐纳、针灸、膏摩，勿令九窍闭塞"，提出了导引按摩作为中医疗法预防疾病的思想，推拿治未病主要体现在未病先防、将病先治、既病防变与瘥后防复等方面。

（三）中医跷蹂术的证治诊法

想要有效地治疗疾病，首先必须有正确的诊断。在临床治疗上诊断是非常重要的，只有诊断明确，才能充分发挥治疗的效果。现代医学利用科学技术成果，诊断疾病的手段越来越多。但在古代，医生诊病主要靠眼望、鼻闻、耳听、口问和手摸等方法。

1. 中医传统基础诊法

（1）望诊

望诊，即观察病人的神、色、形、态的变化。

神：精神是否充沛。察看病人神态、色泽变化，判断损伤轻重、病情缓急。

色：观察病人肌肤的颜色，特别是面部的颜色。

形：是否有畸形。

态：活动是否灵活、协调，身体是否健壮。

（2）闻诊

闻诊，分为普通闻诊和特殊闻诊，是从鼻嗅与耳闻两个方面进行诊断。

①普通闻诊

普通闻诊分为听声音和嗅气味。

听声音：正常人的语音柔和圆润，声音洪亮，说明元气足和肺气充沛。一般来说，发音高亢洪亮为实证、热证[①]，发音低弱则为气血不足。沉默少语多属虚证、寒证[②]；言多属热证、实证；叹息多因情志不畅，肝气不舒。

嗅气味：口气臭秽者，多属胃热或消化不良。二便、痰液、脓液等有恶臭、质地稠厚者，多属湿热或热毒；脓液稀薄、无臭，多为气血两亏或寒性脓肿。

②特殊闻诊

特殊闻诊分为骨擦音和关节摩擦音及弹响声。

骨擦音：是骨折的主要症状之一，为骨折后骨断的两端相互触碰或摩擦所发出的声响（或有摩擦感）。

关节摩擦音及弹响声：粗糙而复杂的摩擦音常在骨性关节炎中听到，柔和的关节摩擦音可多产生于慢性或亚急性关节炎。关节出现尖细而单纯的响声，是关节内有移位的软骨或游离体产生的，可在膝关节旋转检查时出现。

（3）问诊

问诊，是骨伤科辨证一个非常重要的环节，正如《四诊抉微》中说道"问为审察病机之关键"。询问患者及向陪诊者了解病情，可作为疾病诊断的资料和依据。患者的

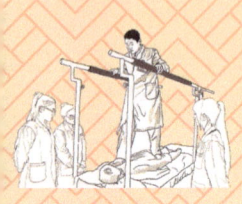

[①]实证、热证：实证是对人体感受外邪或体内病理产物堆积产生的各种临床表现的病理性概括。热证，是指疾病的本质属于热性的证候。可以以感受热邪而致，也可以由机体自身阴虚阳亢而致。
[②]虚证、寒证：虚证是对人体正气虚弱各种临床表现的病理性概括。寒证，是指疾病的本质属于寒性的证候。可以由感受寒邪而致，也可以由机体自身阳虚阴盛而致。

主诉、起病情况及治疗经过、既往病史、婚姻史、月经史、生产史及现有症状，均应包括在问诊范围内。通过问诊可以更多、更全面地把握患者的发病情况，更准确地辨证论治，从而提高疗效，缩短疗程，减少患者损伤。

（4）切诊

切诊包括切脉和按诊两部分。

①切脉

根据脉象的变化判断病变的阴阳、里表、寒热、虚实等变化。

在诊脉部位和方法方面，西晋著名的医学家王叔和撰写了我国现存最早的脉学专著——《脉经》，完善和推广"独取寸口"的诊法，首次提出"腕后高骨为关，关前为寸，关后为尺"的"寸口三部"定位法，清楚地划分了寸关尺的部位和各占的长度，明确了左手寸关尺分主心肝肾、右手寸关尺分主肺脾命门等。中医跷蹂术传承人车旭东在"寸口三部"定位法的基础上，结合脏腑经络之间的联系，提出左手寸关尺对应奇恒之腑的脑、胆、骨，右手寸关尺对应奇恒之腑的脉、髓、胞（这里的胞非特指女子胞，而是泛指"男女胞"）的观点，在长期临床中应用，积累了丰富的经验。

②按诊

在临床上常用按压肌肤、按压手足、按压胸腹来判别寒热、润燥、肿胀及虚实等情况。

按诊是骨伤科临床上重要的检查方法之一，主要包括按压痛点，按压痛的范围、部位和程度，按肿胀，按畸形，按异常活动和按弹性固定等。

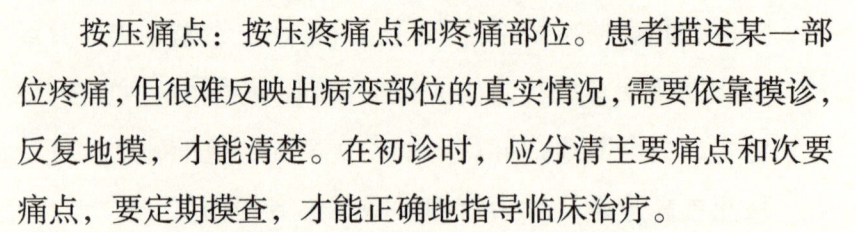

按压痛点：按压疼痛点和疼痛部位。患者描述某一部位疼痛，但很难反映出病变部位的真实情况，需要依靠摸诊，反复地摸，才能清楚。在初诊时，应分清主要痛点和次要痛点，要定期摸查，才能正确地指导临床治疗。

按压痛的范围、部位和程度：可用来鉴别是伤筋还是伤骨。压痛明显而尖锐者，且有间接压痛[①]，多为骨折；压痛较轻，范围广泛者，多为伤筋。

按肿胀：按肿胀部分的软硬程度和有无波动，可作为诊断的依据。肿胀较硬，肤色青紫者，为新鲜损伤；损伤日久，瘀血不化，亦可肿胀较硬；肿胀较软，青紫带黄者，为陈旧损伤；新鲜损伤溢于脉外之血，瘀于皮下或由里及表，亦可肿胀而软，需根据患者病史结合损伤的深浅、演化，进行诊断。触摸腹部肿块时需注意把肿物与粪便区分开。

按畸形：触摸患部出现的隆起、凹陷等畸形，可以判断骨折和脱位的性质、位置和移位情况以及骨折复位是否平整。

按异常活动：四肢长管状骨损伤，不能活动的部位有异常活动，说明有骨折的可能。

按弹性固定：脱位的关节常保持在特殊的畸形位置，按诊时手下有弹力感，是关节脱位的特征之一。关节损伤后发生粘连，按拉时有弹性活动感者，可活动关节，松解粘连。陈旧性脱位凸出的骨头在按拉时有弹性移动，一般能够复位。

---

①间接压痛：相对于直接压痛而言，即通过压力传导导致的疼痛，如纵轴叩击痛。

2. 中医跷蹂术特殊诊法

中医跷蹂术的临床检查方法常见于骨伤科的望诊、比诊、量诊和摸诊。

（1）望诊

人体正位正常姿势，自后背观察，可见全部棘突在一条直线上。人体侧位正常姿势，可见耳、肩、髋关节及踝关节的中心均在一条直线上。一旦发生骨骼、肌肉及神经病变，或多或少会影响到人体的正常姿势。望诊，即观察人的姿势，以了解健康或疾病状态。以下仅就中医跷蹂术所涉及的病证进行简述。

原发性脊柱侧弯，正、侧位观察不只有脊柱侧弯，还会伴有旋转以及两侧胸廓的不对称。在弯腰时，从侧面可看到脊柱两侧不平。

腰椎前凸可见腹部隆起，臀部后凸的典型姿势是先天性髋关节脱位。臀中肌麻痹或松弛，以致行走时骨盆不能上提，反而下降，患者用躯干侧弯以代偿之，走路时呈"鸭子步"。

股四头肌麻痹，由于无力对抗屈曲的肌肉，故行走时习惯用手自前方按压股骨干或膝关节，以维持走路的平衡。

（2）比诊

比诊，通过自身对比，患侧与健侧对比，可发现异常体征。

正常人机体的各部位及骨隆突处基本对称；患者则会出现异常，如患者居仰卧位双下肢屈髋屈膝，在双足跟部对齐时，膝关节应等高、等长，如不等高或不等长，则下肢可能有异常。

（3）量诊

量诊，主要是看肌肉是否萎缩，关节活动是否正常。看肌肉是否萎缩，主要是通过对比。《灵枢·经水》中有关于"度量"的记载，提到的量法至今仍被骨伤科临床医师广泛应用。在诊查伤肢时，可用带尺测量长短、粗细，量角器测量关节活动角度等，与健侧做比较。通过量法对比分析能使辨证既准确又具体。

①肢体长度测量法

测量时应将肢体置于对称的位置上，先定测量的标志，做好记号，然后用带尺测量两标志点间的距离。如有肢体挛缩而不能伸直时，可分段测量。测量中发现肢体长于或短于健侧，均为异常。

肢体长度测量包括上肢、上臂、前臂、下肢、大腿和小腿的测量。

上肢：肩峰至桡骨茎突尖（或中指尖）。

上臂：肩峰至肱骨外上髁。

前臂：肱骨外上髁至桡骨茎突或尺骨鹰嘴至尺骨茎突。

下肢：髂前上棘至内踝下缘或脐至内踝下缘。

大腿：髂竹前上棘至膝关节内缘。

小腿：膝关节内缘至内踝或腓骨头至外踝下缘。

②肢体周径测量法

两肢体取同一水平面测量，测量肿胀时取最肿处，测量肌萎缩时取肌腹部。如下肢常在髌上10~15厘米处测量大腿周径，在小腿最粗处测量小腿周径等。通过测量肢体周径，可了解肿胀程度及有无肌肉萎缩等。

肢体周径变化可分为两种情况。

粗于健侧：较健侧显著增粗并有畸形者，多属骨折、

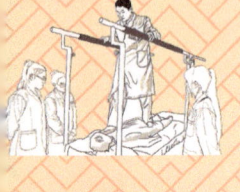

关节脱位；如无畸形而量之较健侧粗者，多为伤筋肿胀等。

细于健侧：与健侧比较，细于健侧的多为陈伤误治或有神经疾患而致筋肉萎缩。

③关节活动范围测量法

可用特制的量角器来测量关节活动范围，并以角度记录屈伸旋转的度数，与健侧进行对比，如小于健侧，多属关节活动功能障碍。测量关节活动度数时应将量角器的轴心对准关节中心，量角器的两臂对准肢体的轴线，然后记载量角器所示的角度（没有量角器时，可目测并用等分的方法估算近似值）与健肢做比较。目前，临床应用的记录方法多为中立位零度法和邻肢夹角法。对难以精确测量角度的部位，可用测量长度的方法记录相对移动范围。例如，颈椎前屈活动可测量下颌至胸骨柄的距离，腰椎前屈测量下垂的中指指尖与地面的距离等。

中立位零度法：先确定某一关节的中立位为0度，如肘关节完全伸直时定为0度，完全屈曲时可成140度。

邻肢夹角法：以两个相邻肢体所构成的夹角计算。如肘关节完全伸直时定为180度，完全屈曲时可成40度，那么关节活动范围是140度。

④注意事项

测量前应注意患者有无先天、后天畸形；患肢与健肢须放在完全对称的位置上，如患肢在外展位，健肢必须放在相同角度的外展位；定点要准确，可在起点及终点做好标记，带尺要拉紧。

（4）摸诊

摸诊是中医筋骨检查法中重要的手段之一，主要分为摸压痛、摸畸形、摸肤温、摸异常活动、摸弹性固定和摸肿块等。摸诊的用途极为广泛，在骨伤科临床应用方面十分重要。《医宗金鉴·正骨心法要旨》中记载："以手扪之，自悉其情""摸者，用手细细摸其所伤之处，或骨断、骨碎、骨歪、骨整、骨软、骨硬、筋强、筋柔、筋歪、筋正、筋断、筋走、筋粗、筋翻、筋寒、筋热，以及表里虚实，并所患之新旧也"，是说在缺少影像设备的情况下，依靠长期临床实践积累的经验，运用摸诊手法，能对许多骨伤科疾患做出比较正确的诊断。

摸压痛：根据压痛的部位、范围、程度来判断损伤的性质和种类，直接压痛可能是局部有骨折或伤筋，间接压痛（如纵轴叩击痛）常提示骨折的存在。长骨干骨折时，在骨折部位会出现环状压痛。斜形骨折时，压痛范围较横断骨折大。压痛面积较大，程度相仿，可能是筋伤。

摸畸形：当发现有畸形时，结合触摸体表骨突的变化，可以了解骨折或脱位的性质、移位的方向以及是否呈现重叠、成角或旋转畸形等情况。

摸肤温：根据局部皮肤冷热的程度，可以辨别是热证还是寒证，还可以了解患肢血运情况。热肿一般表示新伤或局部积瘀化热、感染；冷肿表示寒性疾患；伤肢远端冰凉、麻木，动脉搏动减弱或消失，则表示血运障碍。摸肤温时一般用手背进行测试并与对侧的温度做比较。

摸异常活动：在肢体没有关节处出现了类似关节的活

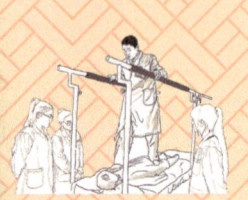

动或关节原来不能活动的位置出现了活动即为异常，多见于骨折或韧带断裂。检查骨折病人时，不要主动寻找异常活动，以免增加患者的痛苦和加重局部组织的损伤。

摸弹性固定：脱位的关节常保持在特殊的畸形位置，在摸诊时手中会有弹力感。这是关节脱位的特征之一。

摸肿块：首先，应辨别肿块的解剖层次，是在骨骼上还是在肌腱、肌肉等组织中。其次，判断是骨性的还是囊性的，需触摸肿块的大小、形状、硬度，边界是否清楚，推之是否可以移动及表面是否光滑等。

3.临床常见辅助诊法

随着科学技术的不断发展、进步，更多先进医学仪器应用于临床，正是这些辅助检查，使诊断更迅速、更准确。现在应用于中医跷蹻术的辅助检查手段主要有：影像学检查（X片、CT、MRI、B超、PET等）、实验室检查（血常规、尿常规、便常规、血气分析、血电解质、肝功能、肾功能、血脂、心肌酶、甲状腺功能、血糖等）、电生理检查（心电图、脑电图、肌电图等）。

二、中医跷蹂术经络循行歌诀

1. 中医跷蹂术经络循行总歌诀

    奇恒中医跷蹂术
    经络循行有六条
    脑经起于颌枕部
    五官头面寻脑经
    下有脉经绕肩背
    胸闷气短缓一缓
    髓经夹胃保中焦
    脘腹胀满可调理
    下焦胞经环一圈
    男女疾病方可疗
    腰骶部有骨经护
    其支全身关节绕
    胆经从上走到下
    诸多疾病皆可治
    奇恒跷蹂调营卫
    推动气血运行畅

颈腰疼痛找痛点
疼痛疗效马上显

2. 中医跷蹂术脑经循行歌诀

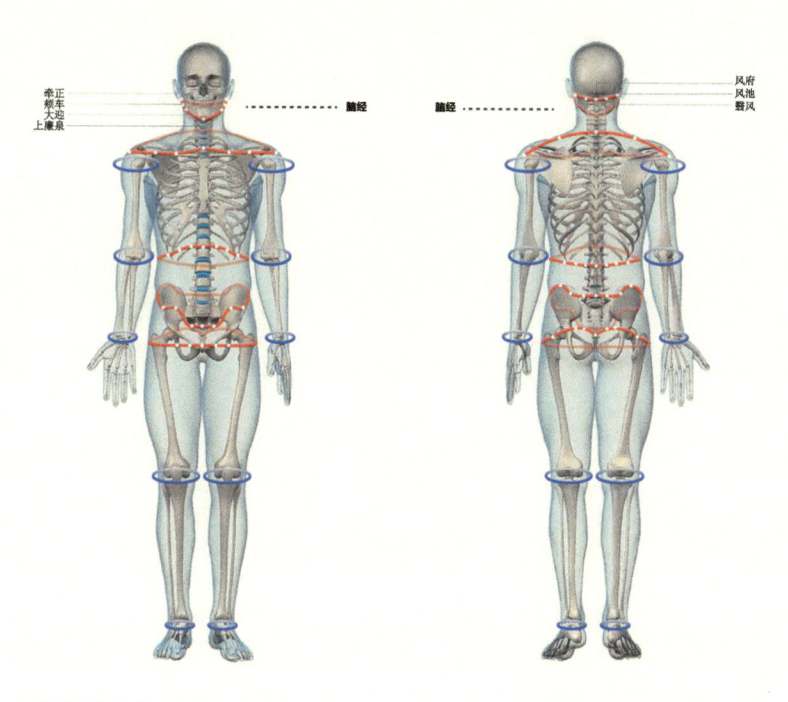

脑为元神之府中
主宰生命与活动
百神汇聚一身宗
眼耳口鼻舌关冲
五脏六腑之外窍
位于头面通于脑
脑经环脑七穴共
大迎颊车和牵正

▲脑经的循行

主治口眼牙齿痛

翳风风池上廉泉

还有风府头眩痛

3. 中医跷蹂术脉经循行歌诀

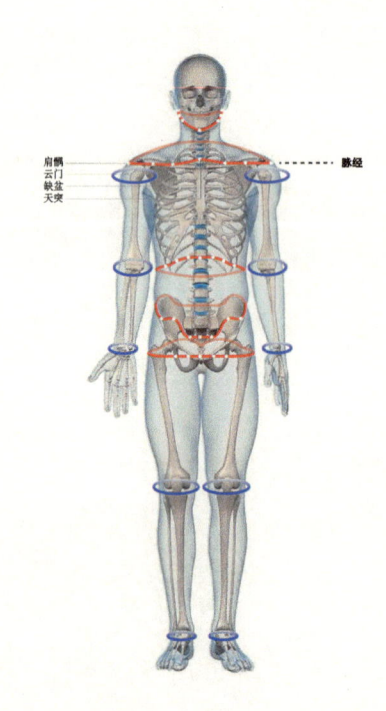

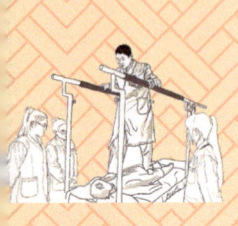

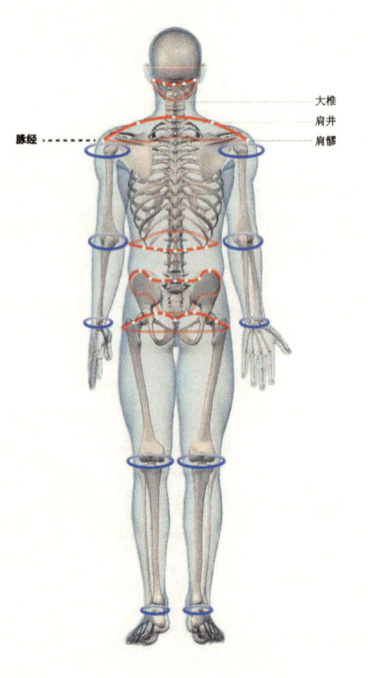

脉经起于两锁骨

锁骨上窝下云门

肩前上肩出大椎

脉经主治病症多

气短咳嗽兼气喘

心悸背痛声嘶哑

天突缺盆与云门

▲脉经的循行

肩髃肩髎与肩井
第七颈椎大椎穴

4. 中医跷蹂术髓经循行歌诀

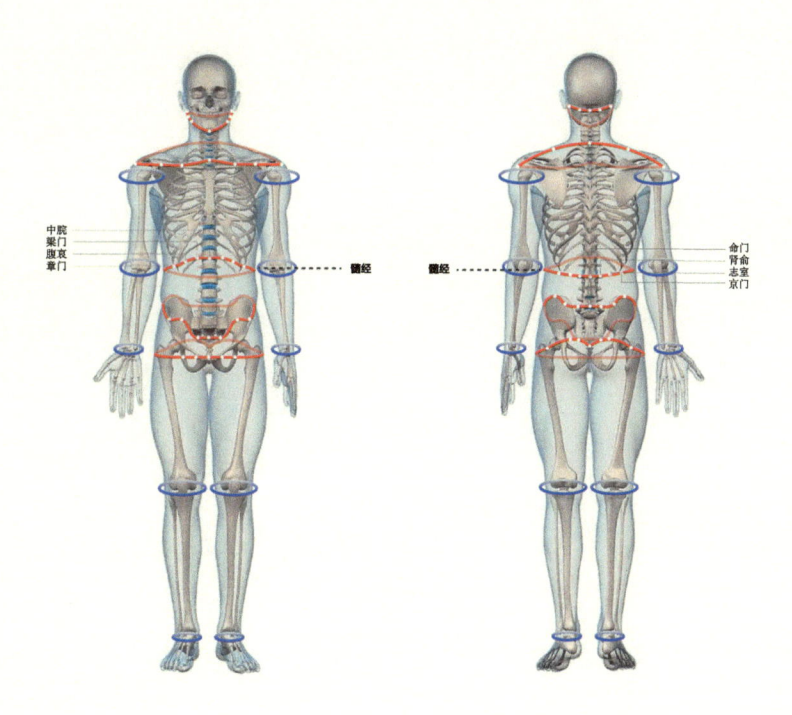

髓经起于上脘腹
上循胸肋夹胃旁
章门志室出命门
髓经主治综合病
腹胀腹泻或便秘
腰痛肋痛综合病
乏力倦怠虚劳病
中脘梁门和腹哀

▲ 髓经的循行

章门京门与志室
腰二肾俞与命门

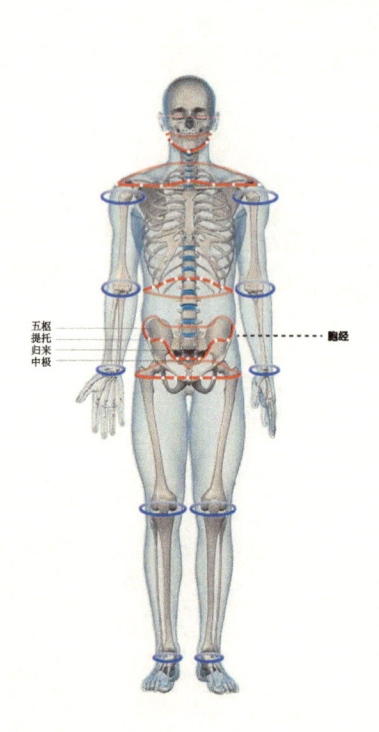

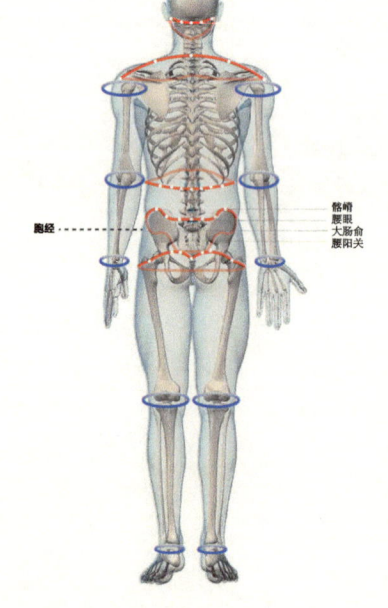

5. 中医跷蹂术胞经循行歌诀
　　　　　胞经起于下腹部
　　　　　始出中极走归来
　　　　　提托五枢走髂嵴
　　　　　背走腰眼大肠俞
　　　　　环腰走至腰阳关
　　　　　口服外治加针灸
　　　　　疲劳综合来调理
　　　　　尿频尿急痛淋漓

▲ 胞经的循行

不孕不育月经疼
胞经主治男女病

6. 中医跷蹂术骨经循行歌诀

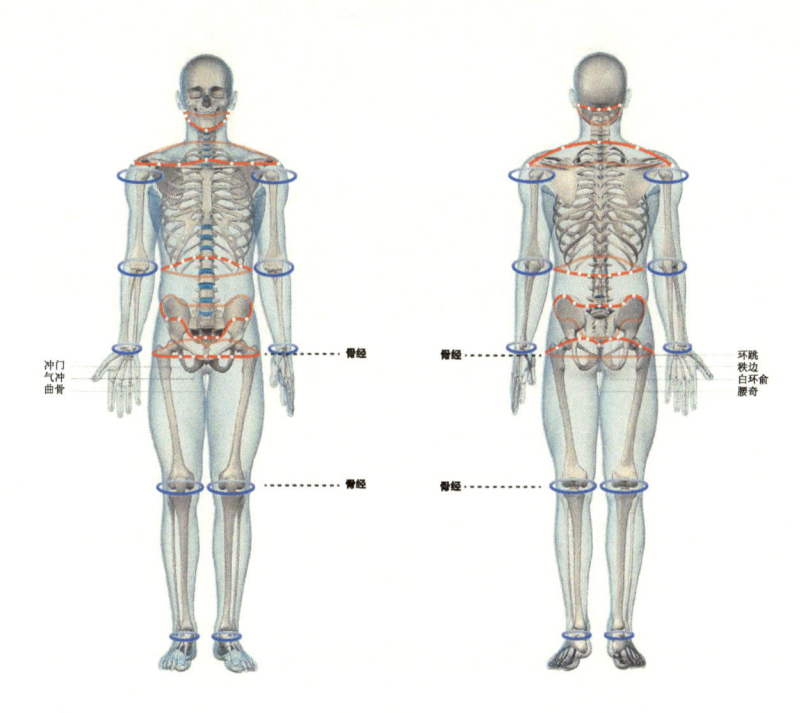

骨经起于曲骨穴
横走气冲至冲门
冲门臀外至环跳
上秩边横白环俞
白环俞下走腰奇
支脉环肩至肘腕
下行髋至膝踝部
骨经循行走一圈

▲ 骨经的循行

颈肩腰腿关节痛
骨经循行找痛点
更有必要找阿是
临床疗效立刻现

7. 中医跷蹂术胆经循行歌诀

胆经循行裤线上
肝胆相照为表里
中精之腑清汁守
胆经当令为子时
胆为中正主决断
四十四穴在胆经
始于外眦瞳子髎
终于足部窍阴穴
外眦半寸瞳子髎
耳前陷处听会循
上关颧弓上缘取
颔厌悬颅与悬厘
头维曲鬓连线里
三穴弧形等间隙
曲鬓鬓后平耳际
率谷耳上一寸半
天冲率后斜半寸
浮白窍阴等分距
天冲完骨三分间

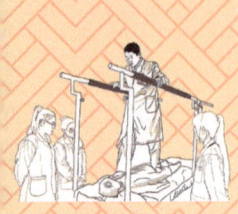

完骨乳突后下取
本神神庭三寸去
眉上一寸取阳白
临泣半寸发际处
庭维四五中间取
目窗正营与承灵
相距寸寸寸半程
脑空池上平脑户
枕外隆凸上外缘
枕后下有凹陷处
恰当斜方肌外缘
耳垂平行风池穴
大椎肩峰中肩井
四肋间隙存两穴
腋下三寸是渊腋
辄筋腋中前一寸
乳下七肋现日月
京门十二肋骨尖
带脉章下一寸八
五枢带脉下三寸
五枢五分前维道
髂前上棘与转子
连线中点取居髎
环跳髀枢骶管间
风市裤线中指尖

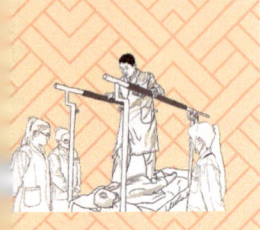

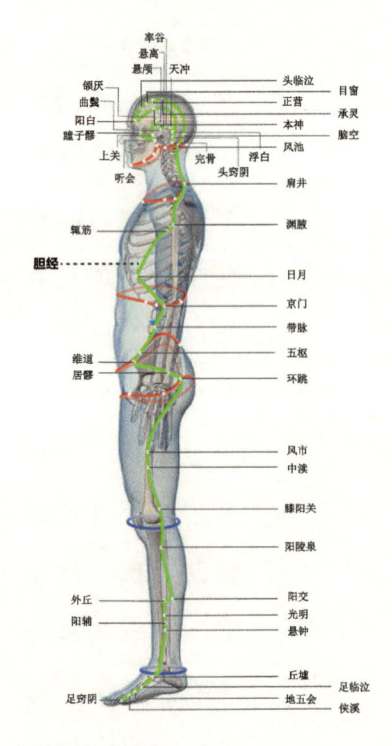

中渎腘上五寸闲
阳关阳陵上三寸
腓头前下阳陵泉
阳交外丘骨后前
均在踝上七寸间
光明踝上寸五处
阳辅四寸外踝取
悬钟三寸腓前缘
明钟贴骨辅稍前
丘墟外踝前下取
临泣腱外本节后

▲ 胆经的循行

五会腱内两骨间
侠溪四五趾缝缘
窍阴四趾甲外端
甲木震位为元帅
十一脏皆决于胆
胆为少阳主枢机
半表半里找少阳

三、中医跷蹂术的技法

（一）中医跷蹂术的特点

1. 点、线、面、体相结合

中医跷蹂术注重点、线、面、体相结合，点指穴位，线指奇恒之腑经络，面指皮部，体指奇恒之腑体腔。

2. 形、气、意相结合

中医跷蹂术注重形、气、意三者的结合。通过调心、调息、调身，使形、气、意三者紧密结合，施治疾患。

3. 注重保护施术者

中医跷蹂术注重保护医生（施术者）。用脚掌施术，力度大、渗透效果好；用手按，灵活舒适、准确性高。两者结合，可以增强作用，节省医生（施术者）体力。手脚并用，也有利于医生（施术者）的上下肢均衡活动，减少静脉曲张的患病风险，同时可以防止上肩、肘、腕、颈等部位的肌肉劳损，减少职业病的发生。

（二）中医跷蹂术的适用范围

中医跷蹂术主要应用于人体功能性疾病以及炎症性软组织

损伤，内科与骨伤科应用广泛，五官科及儿科应用较少。中医跷蹻术的适用范围按照现代医学分类可总结为以下几个方面：

1. 运动系统

人体各部位关节、韧带、肌腱的扭伤、挫伤和紊乱。常见病症有落枕、颈椎病、肩袖损伤、肩周炎、胸椎小关节紊乱、腰椎间盘突出症、腰背肌筋膜炎、腰骶关节紊乱、梨状肌综合征、髌骨软化症、膝关节骨性关节炎、腓肠肌痉挛、跟痛症等。

2. 神经系统

常见病症有头痛、失眠、眩晕、神经衰弱、坐骨神经痛、腓总神经麻痹等。

3. 呼吸系统

常见病症有感冒、支气管哮喘等。

4. 消化系统

常见病症有胃痛、腹泻、便秘等。

5. 泌尿、生殖系统

常见病症有遗尿、遗精、阳痿等。

6. 妇科疾病

常见病症有痛经、产后腰痛、月经不调等。

7. 内分泌系统

常见病症有糖尿病、肥胖症等。

除上述病症外，中医跷蹻术还可应用于运动员比赛前后的放松和舒缓。比赛前，运动员易出现紧张过度、心神不宁、失眠纳减[①]、血压上升等症状，此时实施中医跷蹻术有利于

[①] 纳减：中医常用语，是一种临床病理症状，常见症状是食欲减退，胃纳减少。

改善睡眠。临场前，实施中医跷蹂术可以提高运动员肌肉的耐力和韧带的柔韧性，扩大关节的活动范围，帮助运动员提高比赛成绩。比赛后，实施中医跷蹂术可以帮助运动员消除疲劳、舒调筋肌、滑利关节、恢复体力。原理是超负荷运动后，肌肉过度收缩，代谢的中间产物乳酸增多并大量堆积于体内，使人产生疲劳、酸痛感，实施中医跷蹂术有利于乳酸的排除和消散，使人全身感到放松，从而消除疲劳。另外，中医跷蹂术对调节人们快节奏生活导致的亚健康状态很有疗效。

（三）中医跷蹂术的现代治疗原理

中医跷蹂术是以中医的经络、营卫气血[①]等学说和当代医学各系统基础理论为指导，通过运用各种不同术法的技巧动作，在人体表面进行轻柔、均匀、持久、灵活的操作，给予机体适当的良性物理刺激，从而激发人体脏腑经络功能，改善组织之间关系，使肠道畅通，气血周流，营卫调和，阴阳平衡，达到人的整体功能的协调，消除各种疾病。

从现代医学的角度，中医跷蹂术的现代治疗原理可归纳为以下几个方面：

1. 运动系统

（1）矫正畸形，纠正错位

中医跷蹂术对运动系统疾病具有良好的治疗效果。临床上常见的颈椎病、胸椎小关节紊乱、腰椎间盘突出症等，

[①]营卫气血：营、卫、气、血是人体生命活动过程中所必需的物质和动力基础。营卫气血理论是中国传统医学的基础理论。

常伴有不同程度的畸形和错位。四肢部位的损伤也常伴有关节脱位、关节错缝等病理征象。中医跷蹂术的踩压、拔伸、与手配合使用的复合牵引法，可恢复骨与关节的稳定性和活动性，矫正错位或畸形，纠正偏歪，使骨入其位，筋归其槽。

（2）拨离粘连，修复损伤

中医跷蹂术对关节扭伤、肌腱拉伤及韧带损伤，均有较好的疗效。通过脚揉、拨、推等方法，可消肿止痛，活血化瘀，顺筋归位，疏通经络。

（3）消除疲劳，强身健体

通过中医跷蹂术手法与脚法的各种不同作用，可使肌肉放松、关节灵活、经络畅通、气血流通，从而达到消除疲劳、强身健体的目的。

2. 神经系统

中医跷蹂术对人体是一种良性的物理刺激，其作用是通过神经系统的反射活动来实现的。术法的不同，对神经系统的作用也不同。如：足趾弹拨法、叩击法起兴奋作用，表面的摩法、搓法则起镇静作用。即使同一术法运用的方法不同，作用也截然不同。

中枢神经系统有兴奋和抑制两个基本过程。兴奋过程表现为反射活动的出现和增强，抑制过程表现为反射活动的减弱和停止。兴奋和抑制过程是一对矛盾的统一体，它们在中枢神经系统中总是同时存在，密切相连。中医跷蹂术可以调节大脑皮层内兴奋与抑制活动的强弱、快慢。一般来说，强而快的术法对神经有兴奋作用，轻而缓的术法对神经有抑制作用。

3. 循环系统

中医跷蹂术在施术过程中一方面可以促进人体血液循环，使血管扩张，血流加快，降低大循环中的阻力，减轻心脏的负担，有利于心脏功能的正常运行；另一方面可以调整血液的重新分配，加快静脉血液及淋巴液的回流。

4. 消化系统

消化系统受神经的支配，主要为自主神经，即交感神经和副交感神经。正常情况下，交感神经和副交感神经是处于平衡状态的。

如出现食欲不振、消化不良、腹部胀满、便秘腹泻等病症，通过实施中医跷蹂术可以增强食欲，促进胃肠蠕动，提高胃肠的吸收功能，从而使病人面色红润，体重增加，体质增强。原理：通过中医跷蹂术的作用，刺激相关的经络穴位，反射性地调节自主神经功能，使之恢复正常的平衡状态。

5. 免疫系统方面

经常按跷可使机体抵抗力增强。原理：中医跷蹂术施术时，身体组织中会产生组胺和乙酰胆碱[①]，这些物质的产生，使血管扩张，血流加快。血流量的改善使携带氧气和养料的血红蛋白数量增加，从而加速营养的供给，提升机体的防御能力。

另外，中医跷蹂术还可以加快皮下脂肪代谢，有助于

---

①组胺和乙酰胆碱：组胺，生物化学名词，组氨酸在体内脱羧而生成，有促进毛细血管舒张及胃液分泌等功能；乙酰胆碱，化学名词，胆碱的乙酰化产物。在动物体内，乙酰胆碱是一种重要的水解递质，参与水解突触间以及神经突触与肌肉间的信号传递。

管理体重。

（四）中医跷蹊术的临床应用

1. 中医跷蹊术的补泻[①]

中医跷蹊术作为中医外治法的一种，和其他中医疗法的临床补泻原则是相同的。中医学认为疾病的产生是正虚与邪实，而治法则是扶正与祛邪。《灵枢·经脉》记载："盛则泻之，虚则补之，热则疾之，寒则留之，陷下则灸之，不盛不虚，以经取之。"中医跷蹊术的补泻是根据病人体质的强弱，病情的虚实，年龄的大小，脏腑功能的盛衰而决定的。一般来说，病为虚证，年老体弱者，在中医跷蹊术法上应采用补法；对于年轻体壮，病为实证者，在中医跷蹊术法上应采用泻法。对于某些骨伤科疾病与脏腑虚实关系较小者，可采用平补平泻的手法或脚法。

中医跷蹊术临床应用的补泻方法，根据临床经验通常可从技法的刺激强度、施术方向、经络走向和血流方向等方面来加以描述。

刺激强度：时间短、用力轻、作用层面浅者为补法；反之，时间长、用力重、作用层面深者为泻法。

施术方向：通常施术时按顺时针方向移动有补益作用，为补法；施术方向为逆时针时，为泻法。

经络走向：在临床中应用中医跷蹊术时，可以根据经络的走向来实现补泻，顺经络走向的操作为补法，逆经络走向的操作为泻法。在刺激强度的基础上，顺其经脉走向用轻踩

[①]补泻：中医常用语，指补法和泻法。补法，主要用于治疗虚证；泻法，主要用于治疗实证。

法进行治疗，可使经气旺盛，血流加快，使虚衰的组织器官获得充足的营养，恢复正常的功能活动，称之为补法；逆其经脉走向用重踩法，使偏盛的病势在经脉上恢复平衡，称之为泻法。

血流方向：通常向心性、顺呼吸、向正中线为补法；反之，离心性、逆呼吸、背正中线为泻法。

2. 中医跷跶术的施术原则及操作要领

（1）施术原则

明确诊断、辨证施术是保证疗效的关键，为了在治疗中取得好的疗效，避免盲目施术，做到医者施术不感到累，患者舒适度高，建议在临床操作时遵循以下原则：

①对症施术。在治疗过程中要遵循"虚则补之，实则泻之，寒则热之，热则寒之"的施术原则，善于抓住主要矛盾，同时要注意治病求本，攻邪而不伤正，保持阴阳平衡。

②对位施术。有的疾病，症状常表现为全身性，牵扯的范围较大，这种情况一般需要全身大面积施术；有的疾病，疼痛部位即为病灶，可以直击病所[①]，以病灶部位作为重点施术部位；还有的疾病，疼痛部位并非病灶部位，需要找出关联部位，再进行施术。

③区别轻重缓急。在临床操作中应治急、治标，先解除轻症，随后逐渐深入，继而解决根本问题。

④三因制宜。中医跷跶术的治疗讲究因时、因地、因人制宜，即根据患者年龄大小、体质虚实的不同，运用合

---

①病所：医学用语，指病变部位。

理的术法，选择适当的力度，以达到应有的效果。

⑤总结经验。在临床治疗中有些经验方法，如上病下治，下病上治，前病后治，后病前治，左病右治，右病左治，中间痛取两边，两边痛取中间等。注意总结经验，如肩周炎的肩痛可取小腿前侧的条口穴[①]，按压后便可缓解肩痛；在腹部拨推脐上腹肌处，便可起到松腰止痛、扩大腰部活动范围的作用。

（2）操作要领

①根据施术部位确定体位。患者的卧床姿势需随治疗部位而异，一般多采用俯卧位和侧卧位。适当的体位可以保证术者操作的方便性与患者的舒适性。

②循序渐进的原则。在操作时，不可心浮气躁，急于求成，更不可使用暴力，应由轻到重，由慢到快，由浅入深，由表及里，循序渐进，使病人体表乃至整个机体有一个适应的过程。

③根据部位选择强度。在施术过程中，要注意部位和强度的关系。如施术部位在腰部、臀部及大腿部，可采用稍重术法；施术部位在胸部、腹部及小腿部，则应采用较轻术法。

④注重足的局部应用。在实施脚法的过程中，具体脚法应随患者施术部位而异。如在腰背部施术，一般使用前足掌或足心为宜；在臀部施术，以足跟为宜；在大腿部施术，以足心为宜；在小腿部施术，以前足为宜；如需点穴，以足大趾趾端为宜。在施术过程中需注意避开神经、血管丰富的部

---

①条口穴：经穴名，出自《针灸甲乙经》。

位，需注意骨性标志明显的部位，不要硬碰硬，在保护患者的同时也要保护术者本身。

⑤注重脚法的方向与力度。所谓方向，就是术法是向心还是离心，是顺时针还是逆时针，是向左还是向右，这些在施术时都应明确。所谓力度，就是施术过程中脚法的用力程度，应做到轻而不浮，重而不滞，刚柔并济。当变换术法时要有连贯性，做到均匀、柔和、持久、有力，从而达到深、透的目的。

3. 中医跷蹂术治疗的注意事项

在中医跷蹂术的操作过程中，为了更好地提高临床的治疗效果，避免一些不良反应的出现，应在治疗时注意以下几个方面：

（1）推拿医师要具有高尚的医德。对患者一视同仁，治疗过程中态度亲切、和蔼。

（2）推拿医师要详细了解患者的病情，认真询问、检查，根据患者的主诉，结合既往病史、现病史详细分析，除禁忌证外，对症施术治疗。

（3）推拿医师要做好与患者的交流与沟通，施术前讲清施术的目的；治疗中积极收集患者的反馈，及时调整施术方案；施术后询问患者是否有不良反应出现，嘱患者配合休息，保护患者安全。

（4）中医跷蹂治疗室应清洁明亮，空气流通，温度适宜，保持安静。踩床要整洁，踩鞋要干净，床垫要舒适，根据患者体位准备相关用具，如枕头等。

（5）治疗前应嘱患者宽衣松带，情绪舒畅，排空大小便。治疗过程中应嘱患者肌肉放松、呼吸自然、体位适宜，如有不适要及时提出。

（6）患者在过饥或过饱时均不宜进行中医跷躁术。如病情需要，通常可在饭前半小时或饭后1小时进行施术。

（7）施术时应注意先轻后重，由浅入深，步骤鲜明，层次清楚，富有连贯性，严禁在施术时使用暴力或蛮力。患者若在治疗过程中出现异常反应，应立即停止治疗。

（8）治疗结束后，患者一般会感到全身舒适，有时也可能出现头晕、全身酸软无力的情况，这些是中医跷躁术施术后的正常反应，但需做好医嘱。

4. 中医跷躁术的适应证和禁忌证

（1）适应证

中医跷躁术作为中医外治法的一个重要手段，主要适用于各系统的功能性病变。它可治疗运动系统、神经系统、循环系统、消化系统、免疫系统等诸多病症，如腰椎间盘突出症、坐骨神经痛、亚健康状态等。对于病程较长、感觉迟缓及患有肥胖症的患者更适宜使用中医跷躁术。

（2）禁忌证

中医跷躁术虽然广泛应用于临床，但也有一定的局限性。有以下表现者不适宜使用中医跷躁术治疗。

①急性损伤或开放性损伤者；
②患有严重的心脑血管疾病者；
③患有严重的骨质疏松者；
④患有传染性疾病者；
⑤患有出血性疾病者；

⑥皮肤病患者中病损部位影响施术者；
⑦肿瘤患者（病灶局部禁用）；
⑧患有精神系统疾病处于发作期者；
⑨身体极度虚弱者；
⑩月经期、妊娠期女性（腰、骶、腹部禁用）；
⑪其他临床诊断不适合推拿疗法者。

（五）中医跷蹊术的技法训练

中医跷蹊术主要是推拿医师运用以脚为主、以手为辅，手脚结合的各种技巧动作，在人体的不同部位施用不同的术法，来达到治疗疾病的一种推拿方法。推拿医师脚法的训练，对掌握中医跷蹊术技法及在临床应用中提高治疗效果至关重要。常见的基本技法包括足搓哑铃法、金鸡独立法、双臂支撑法、原地弹跳法和交替踩踏法。

1. 足搓哑铃法

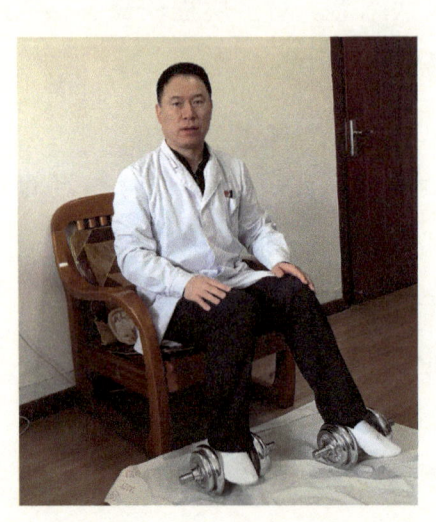

▲足搓哑铃法

训练方法：推拿医师坐在椅子上，将一对哑铃放在地上，双脚踩在哑铃柄上搓滚，使哑铃前后移动；或保持站立位，一只脚支撑站立，另一只脚踩在哑铃柄上前后搓滚，两脚交替训练。

训练技巧：注意力要集中在脚上，大腿发力带动小腿，膝关节放松，保

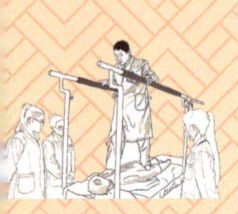

持灵活，脚要踩稳并吸附住哑铃柄，使其在足弓或足掌下前后滚动，不滑脱脚掌面。

此法主要练习下肢搓滚及膝关节的灵活性，以便在搓滚躯干及四肢时得心应手，运用灵活。

2. 金鸡独立法

训练方法：推拿医师两臂平放在双杠之上，上身挺直，一条腿抬高、屈膝，足面绷直。另一只脚踩在床上，足跟抬起，足面绷直，小腿用力，以足尖支撑身体，待身体平衡后再落下，从足跟拉起至下落为一个完整动作，两脚交替练习。

训练技巧：集中注意力，以一只脚的足尖支撑身体，注意保持身体平衡，使发力点集中在足尖部。

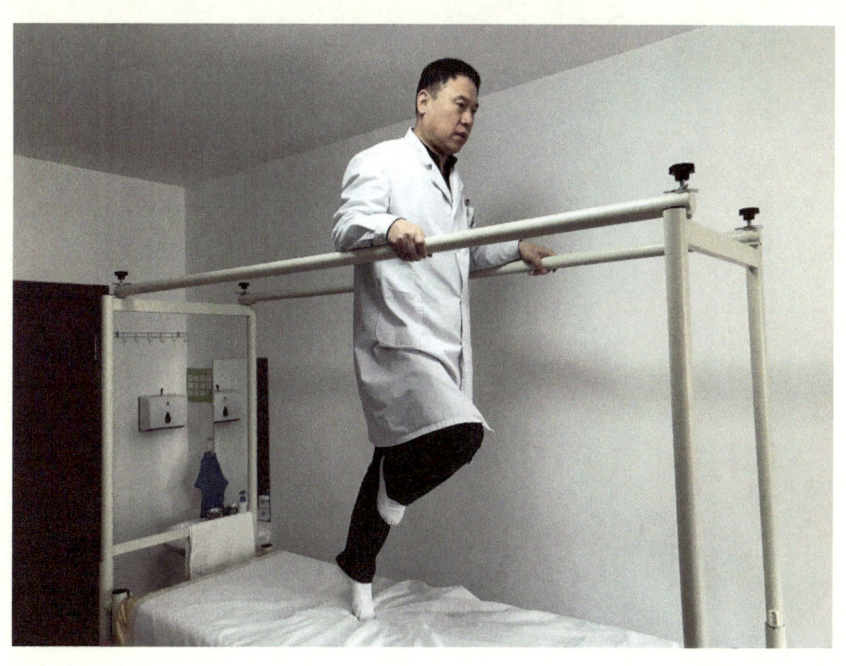

▲金鸡独立法

3. 双臂支撑法

训练方法：推拿医师站在踩床上，两手握住双杠，肘关节微屈，前臂直立，然后伸直肘关节做双臂屈伸动作，待两臂伸直，躯体在两臂支撑下保持悬空，平衡后再缓缓下落，恢复到起始动作。如此，以两臂为支点使躯体在双杠上一起一落为一个完整动作。

训练技巧：上身挺直，抬头、挺胸、收腹，两腿并拢，足面绷直。随着臂力的增长及动作的熟练，双下肢可随着上肢的起落做交替的悬空屈膝动作，以提高全身各部肌肉的力

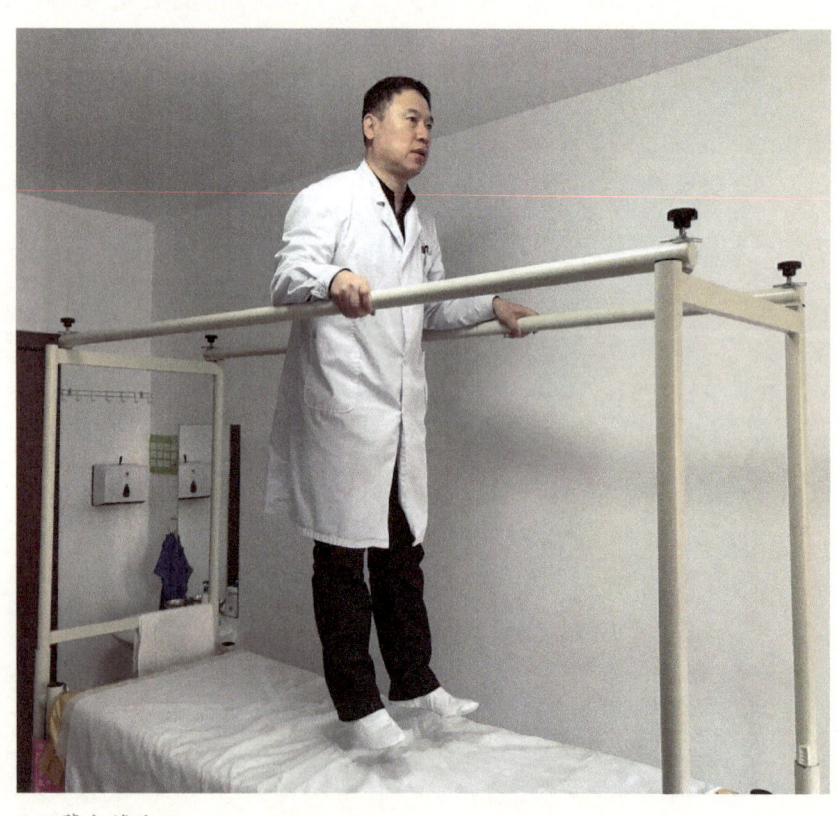

▲双臂支撑法1

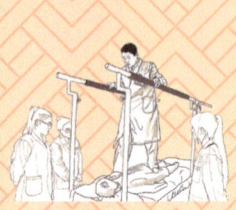

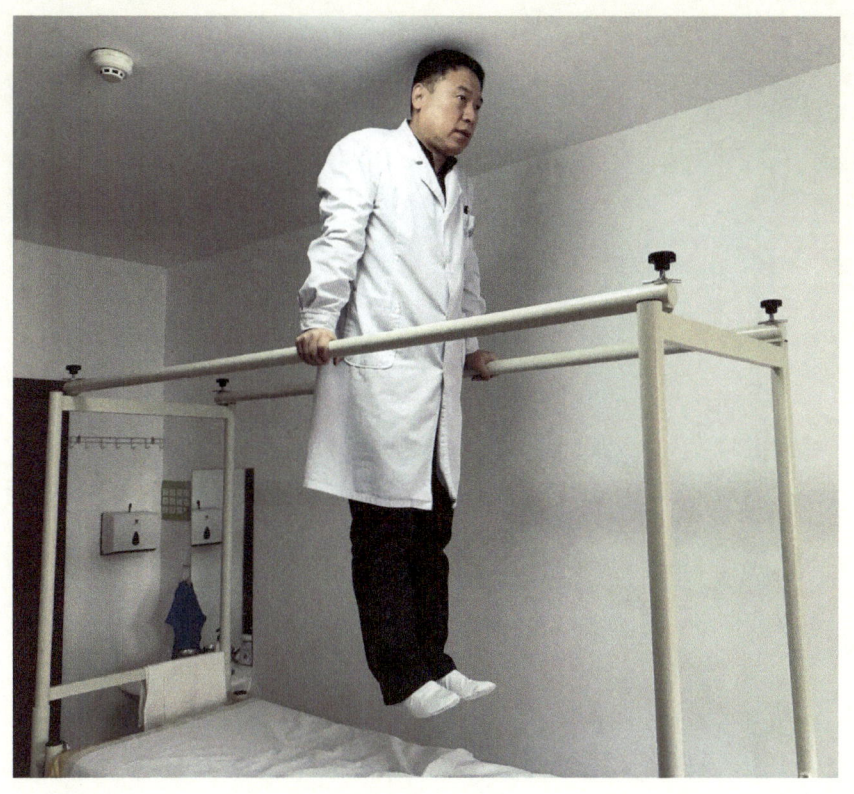

▲双臂支撑法2

量性和协调性。由于臂力的增加及全身各部肌肉的协调，可使推拿医师在踩床上升降自如、动作灵活，在治疗过程中踩压力能恰到好处，有助于脚法的施术，达到最佳的治疗效果。

4. 原地弹跳法

训练方法：推拿医师手扶墙或双杠，双足前掌着地，原地上下弹跳。经过一段时间的训练，可将左足踩在右足上，右足前掌着地进行弹跳，两足交替练习。

训练技巧：集中注意力，将力作用在两足前掌部，弹跳时足尖不要离开地面，保持重心，不要左右晃动。

中医跷蹑术『跷蹑十法』

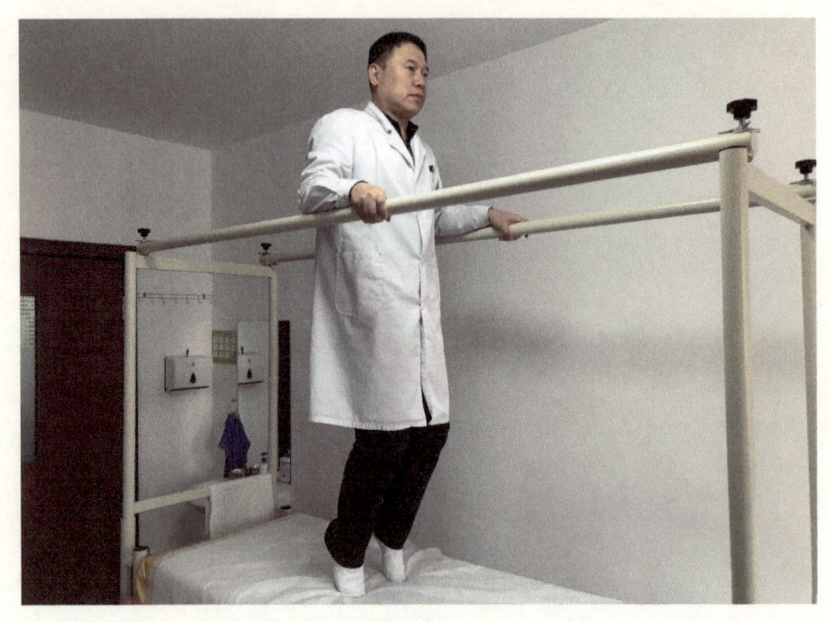

▲ 原地弹跳法

5. 交替踩踏法

训练方法：双手扶杠站在踩床上，一足着地，另一只足跟在床上踩动，双足可交替进行。

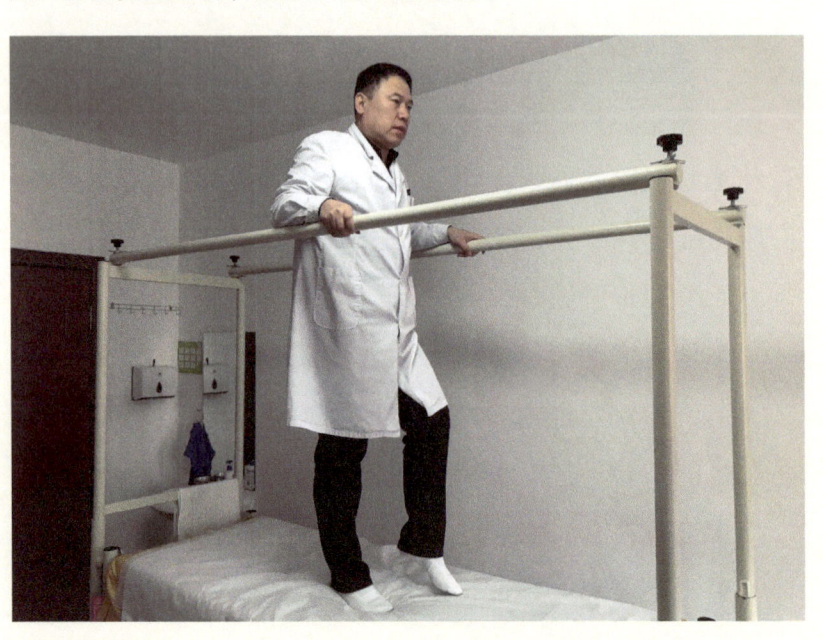

▲ 交替踩踏法

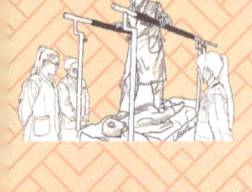

训练技巧：集中注意力，动作连贯，注意双足交替时的重心转换，保持平衡稳定，不可晃动。

（六）中医跷蹺术的基本技法

在中医奇恒之腑经络证治理论的指导下，在传统跷蹺术及"赵氏六法"基础上，非遗传承人车旭东在临床运用过程中提炼出最易被患者接受且疗效最好的十类跷蹺术法，称为中医跷蹺术"跷蹺十法"，分别为分推法、足摇法、足压法、滚蹺法、擦法、点穴法、叩击法、足曲法、足颤法和整脊复位法。

1. 分推法

分推法，即分推左右经络，推动气血运行，主要包括滑推法、八字分推法和斜推法。

（1）滑推法

定义：施术者用足跟或足掌沿受术者背部或双下肢滑行推动的方法。

循行：髓经、骨经、胞经。

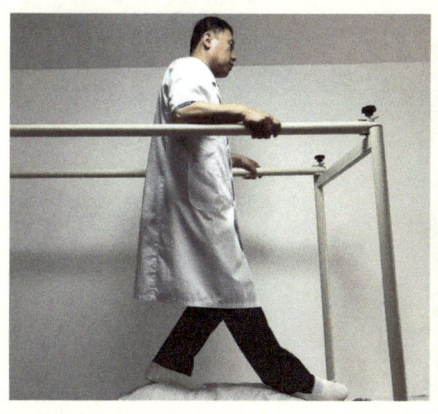

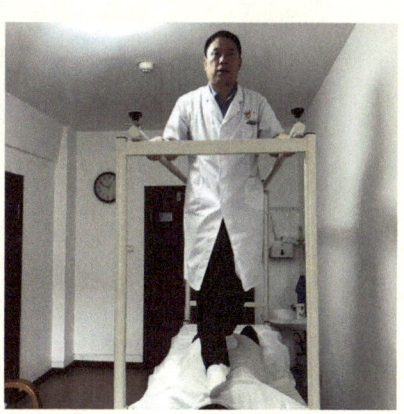

▲滑推法 1　　▲滑推法 2

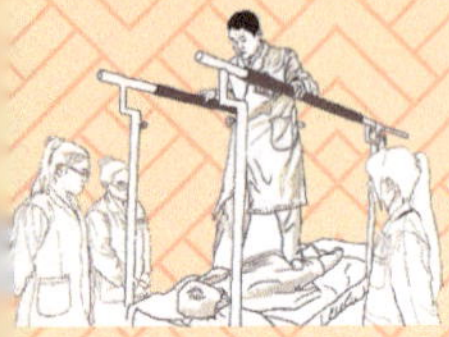

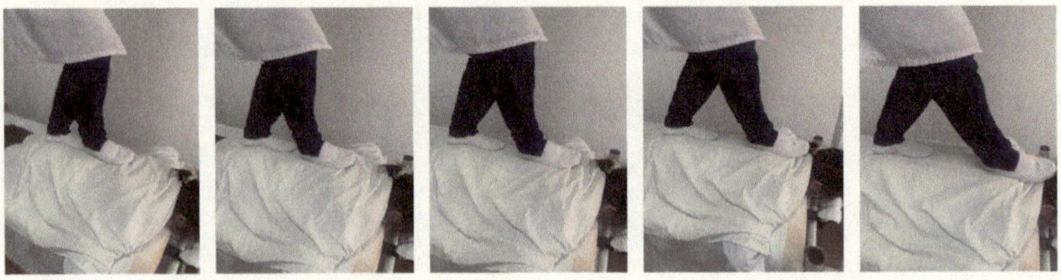

▲滑推法动作连续图

功效：疏通经络，理筋散结，宽胸理气，活血止痛，缓解痉挛。

（2）八字分推法

定义：施术者用足跟或足掌以"内八"或"外八"状分推受术者腰背肌或四肢肌肉的方法。

循行：髓经、骨经、胞经。

功效：疏通经络，理筋散结，宽胸理气，活血止痛，缓解痉挛。

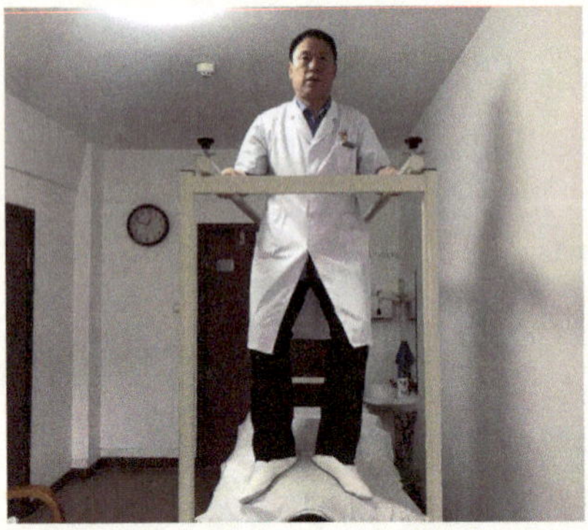

▲八字分推法1 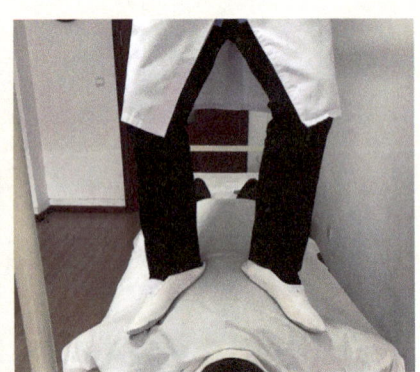　　　　▲八字分推法2

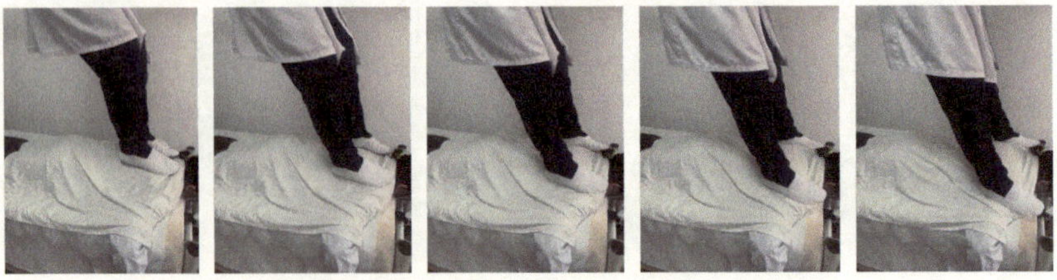

▲八字分推法动作连续图

（3）斜推法

定义：施术者用足跟、足掌或足外侧偏峰分推受术者腰背部或下肢的方法。

循行：髓经、骨经、胞经、胆经。

功效：疏通经络，理筋散结，宽胸理气，活血止痛，缓解痉挛。

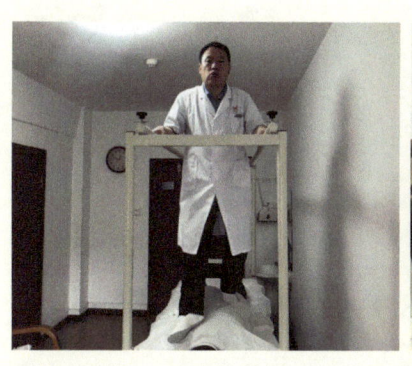

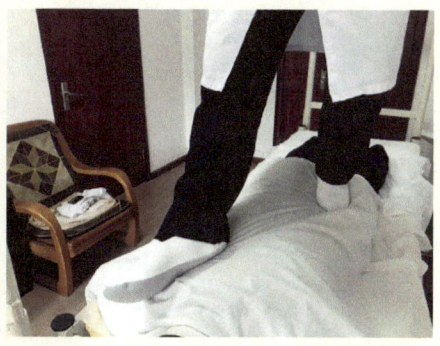

▲斜推法1　　　　　　　▲斜推法2

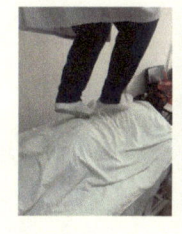

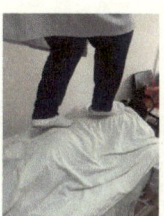

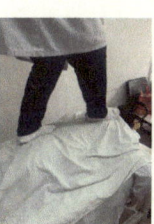

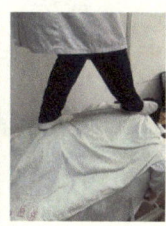

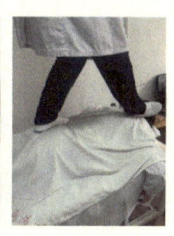

▲斜推法动作连续图

2. 足摇法

足摇法，即左右摇动肢体，放松肢体肌肉。

定义：施术者用足跟、足掌或足外侧偏峰吸附住受术者的腰背部或双下肢近端，使其身体被动做左右摇摆的方法。

循行：脉经、骨经、胞经、胆经。

功效：疏通经络，活血散瘀，解痉止痛。

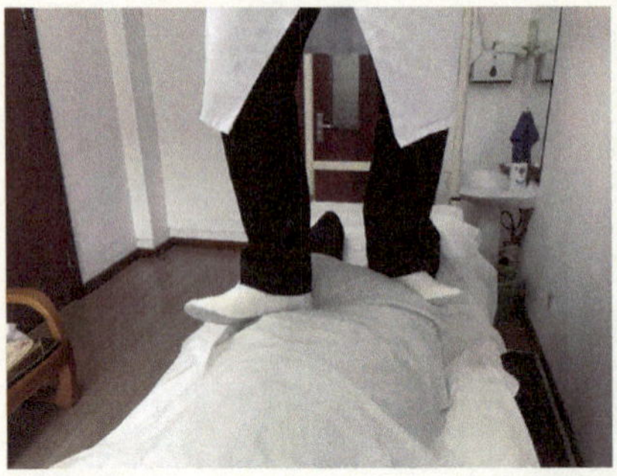

▲足摇法 1 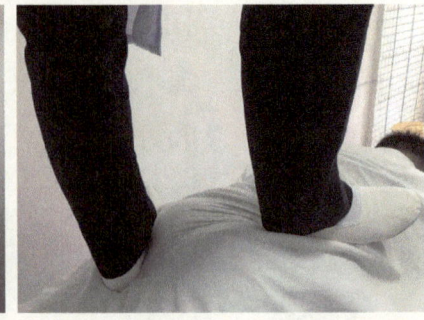　　　　　　　▲足摇法 2

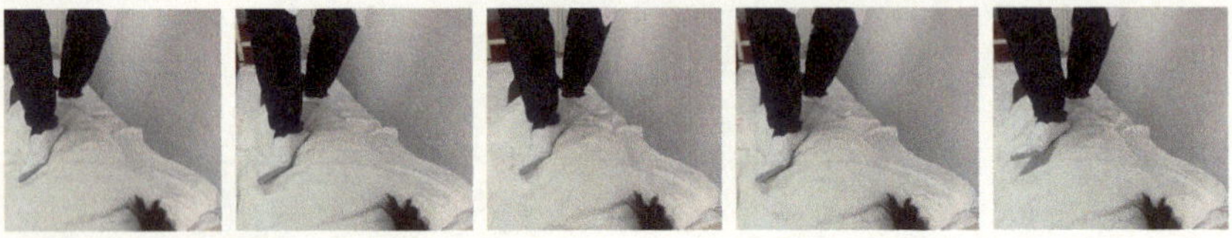

▲足摇法动作连续图

3. 足压法

足压法，适用于腰背部及双下肢，舒筋通络，松解粘连，主要包括足踩法、沉压法、足顿法及压腱法。

（1）足踩法

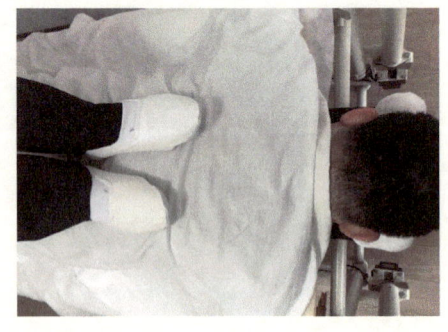

定义：施术者用足平行均匀地踩压受术者腰背部及下肢肌肉的方法。

循行：脉经、骨经、胞经。

功效：舒筋通络，松解粘连，滑利关节。

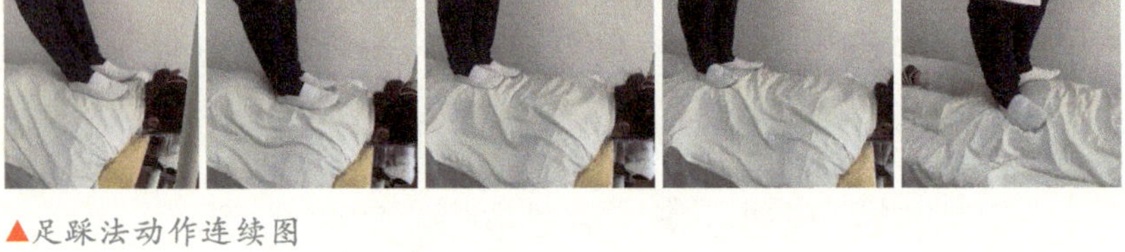

▲足踩法

▲足踩法动作连续图

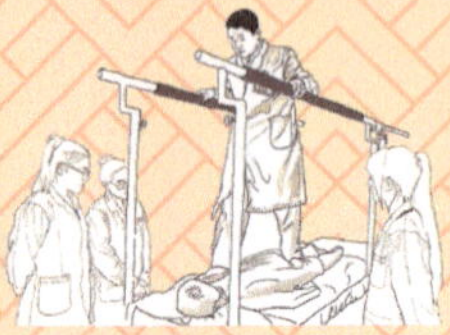

（2）沉压法

定义：施术者双足相叠，以自身重力沉压受术者的骶部及臀部的方法。

循行：脉经、骨经、胞经。

功效：舒筋通络，松解粘连，滑利关节。

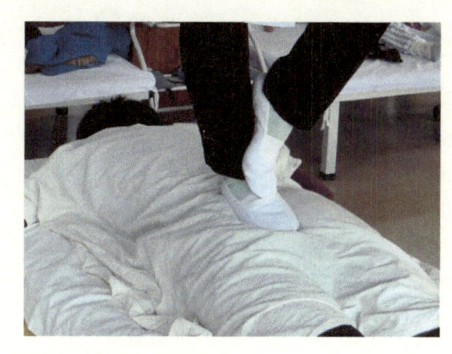

▲沉压法

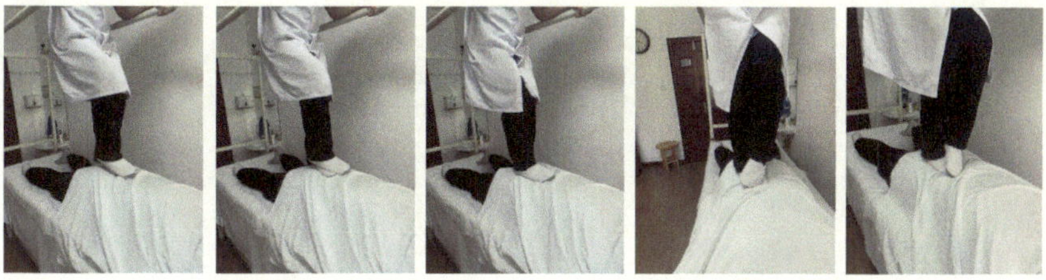

▲沉压法动作连续图

（3）足顿法

定义：施术者用足跟或足掌在受术者受术部位猛地下沉发力的方法。

循行：脉经、骨经、胞经。

功效：舒筋通络，松解粘连，滑利关节。

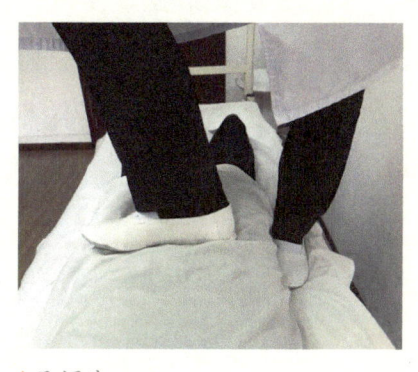

▲足顿法

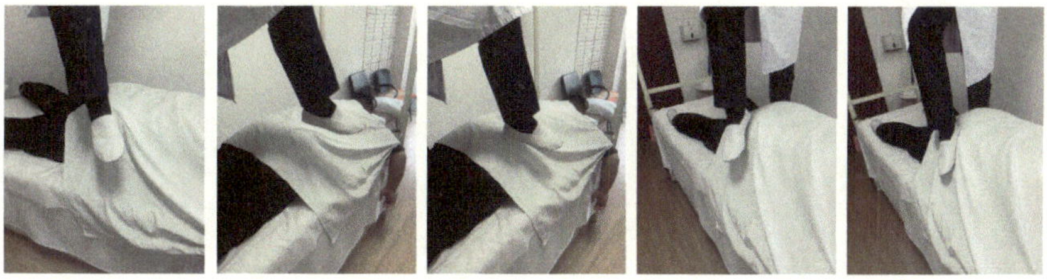

▲足顿法动作连续图

（4）压腱法

定义：施术者用足掌作用于受术者跟腱与跟骨结合部，向外后方按压的方法。

循行：脉经、髓经、骨经、胞经、胆经。

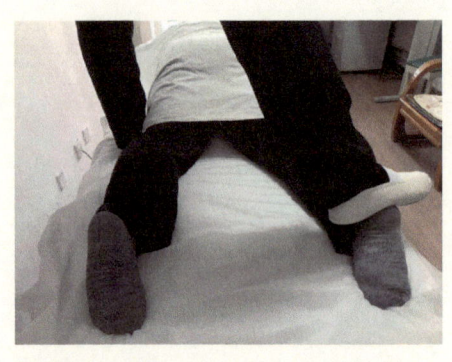

▲压腱法

功效：疏通经络，镇静止痛，温经散寒，活血散瘀。

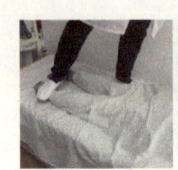

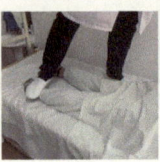

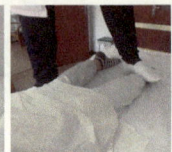

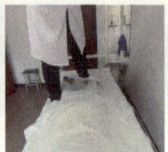

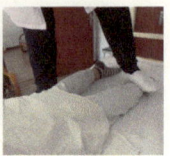

▲压腱法动作连续图

4. 搓踩法

搓踩法，中医跷踩术经典脚法之一，主要作用于背部膀胱经。

定义：施术者用全足或足外侧偏峰搓动并踩动受术者肌肉皮肤的方法。

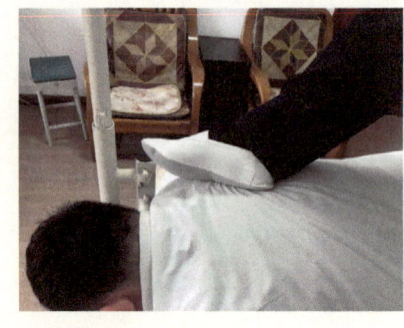

▲搓踩法

循行：脉经、髓经、骨经。

功效：舒筋通络，解痉止痛。

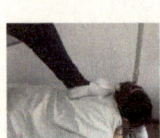

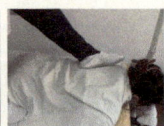

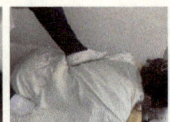

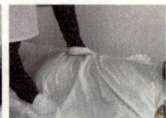

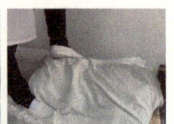

▲搓踩法动作连续图

5. 擦法

擦法，主要作用于腰骶部及四肢，可以起到温经散寒、行气活血的作用。

定义：施术者用足心快速搓擦受术者的肌肉、皮肤，使其产生温热感的方法。

循行：脉经、髓经、骨经、胞经、胆经。

功效：行气活血，温通经络，祛风散寒，祛瘀止痛，宽中理气，健脾和胃。

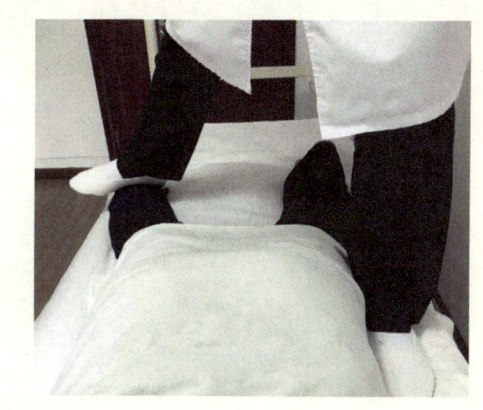

▲擦法

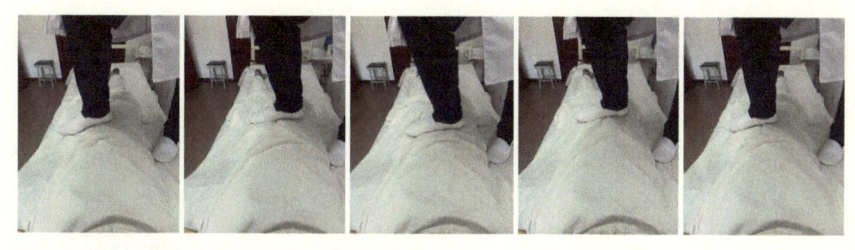

▲擦法动作连续图

6. 点穴法

点穴法，适用于各部穴位和四肢关节缝隙处、腰背部、臀部及下肢后部等肌肉较为丰厚的部位，治疗各种经络不通，主要包括足跟点穴法、足尖点穴法和足趾弹拨法。

（1）足跟点穴法

定义：施术者用足跟部作用于受术者臀部或腰部穴位，均匀用力向下点按的方法。

循行：脉经、髓经、骨经、胞经、胆经。

功效：具有明显舒筋通络，解痉止痛的作用。对各种疼痛性疾病有较好的治疗作用。

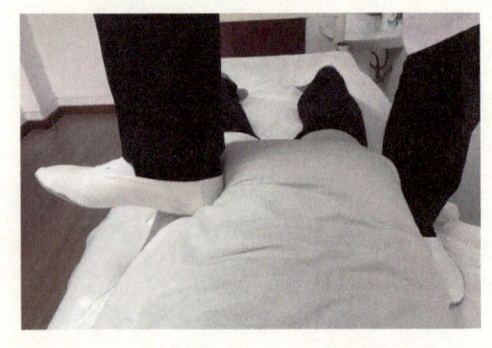

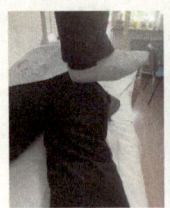

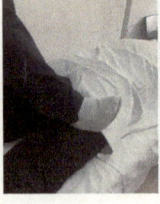

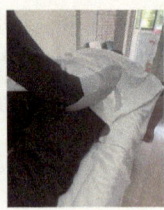

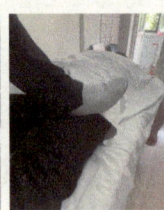

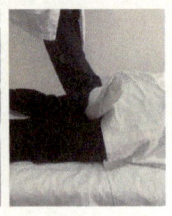

▲足跟点穴法

▲足跟点穴法动作连续图

（2）足尖点穴法

定义：施术者蜷足趾或将足趾立起，均匀用力点按受术者穴位的方法。

循行：脉经、髓经、骨经、胞经、胆经。

功效：舒筋通络，解痉止痛。对各种疼痛性疾病有较好的治疗作用。

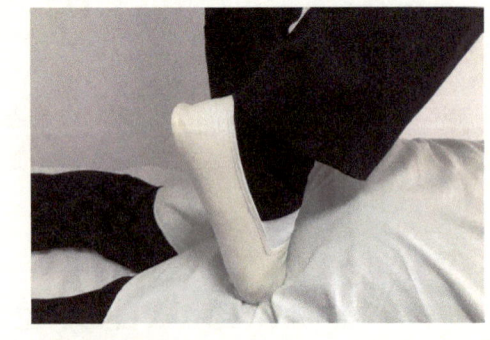

▲足尖点穴法

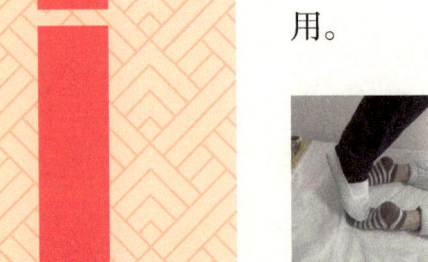

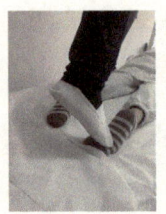

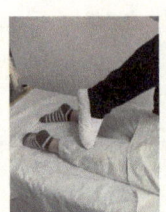

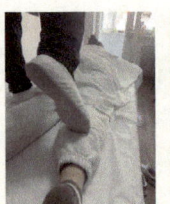

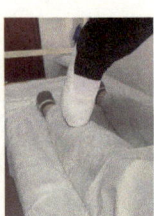

▲足尖点穴法动作连续图

(3) 足趾弹拨法

定义：施术者用足趾来回弹拨受术者穴位周围肌肉条索的方法。

循行：脉经、髓经、骨经。

功效：舒筋通络，消瘀散结，解痉止痛，松解粘连。

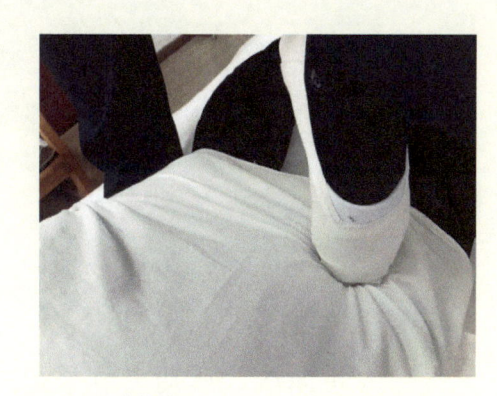

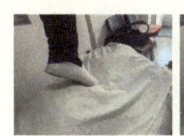

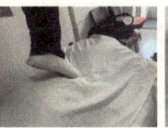

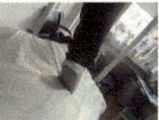

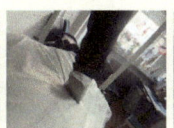

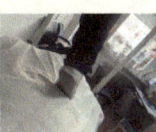

▲足趾弹拨法

▲足趾弹拨法动作连续图

7. 叩击法

叩击法，主要作用于双下肢及足跟部，缓解下肢的麻木和酸痛。

定义：施术者用足掌或足背叩打受术者的足跟或两侧少阳经循行部位的方法。

循行：胆经。

功效：宣通气血，疏经通络，活血止痛。

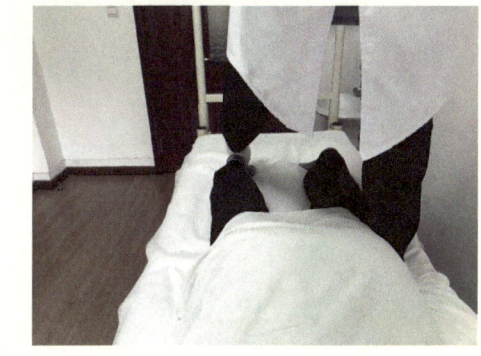

▲叩击法

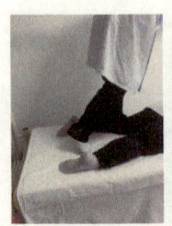

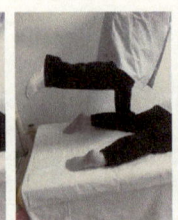

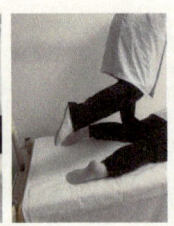

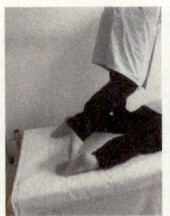

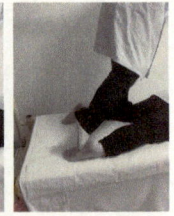

▲叩击法动作连续图

8. 足曲法

足曲法，活动关节类脚法，主要应用于双下肢，解决下肢的疲劳酸痛，通经止痛。

定义：施术者用足踩住受术者腘窝近端股二头肌部，向前反带受术者小腿用力弯曲膝关节的方法。

循行：胆经。

功效：舒筋活血，通经止痛。

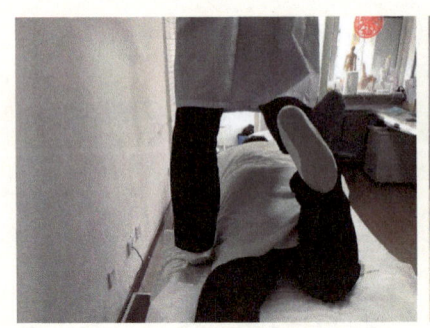

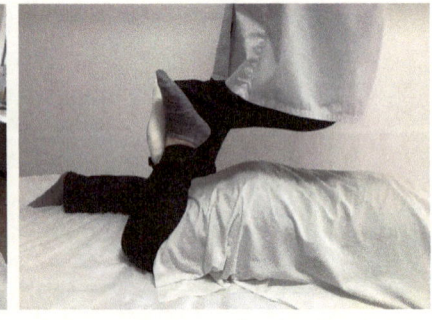

▲足曲法1　　　　▲足曲法2

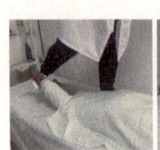

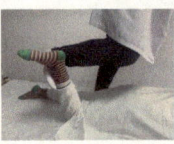

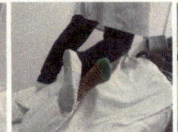

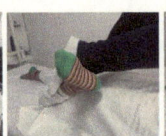

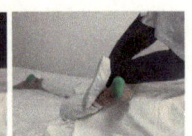

▲足曲法动作连续图

9. 足颤法

足颤法，高频率的脚法，用于放松肌肉，补中益气，解痉止痛。

定义：施术者用足跟或足掌吸附受术者的受术部位，上下或前后快速震颤的方法。

循行：髓经、骨经、胞经。

功效：疏经通络，温中理气，松肌解痉。

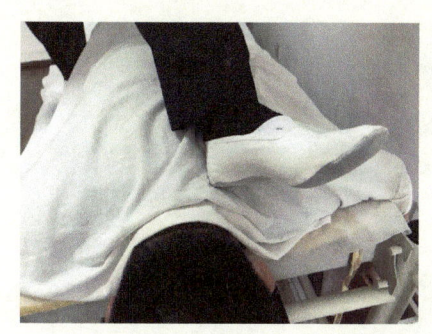

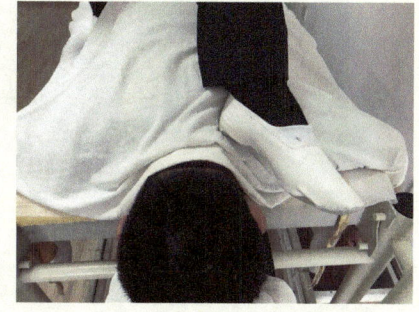

▲足颤法1　　　　　　▲足颤法2

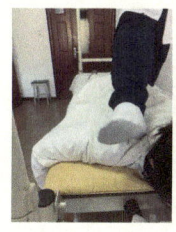

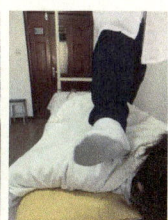

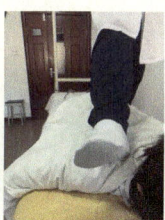

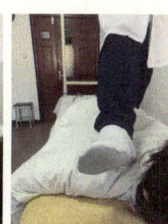

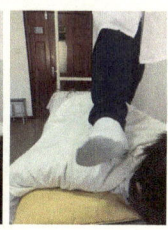

▲足颤法动作连续图

10. 整脊复位法

整脊复位法，用于调整错位，恢复平衡。整脊复位法主要包括旋转复位法和点按复位法。

（1）旋转复位法

定义：施术者分别用双足踩在受术者的肩部、腋下和臀部，寸劲发力，旋转受术者脊柱，使错缝关节复位的方法。

循行：脉经、髓经、骨经。

功效：舒筋活血，整复错缝，调整椎间盘与神经根的位置，松解粘连，恢复脊柱生理弧度和纠正脊柱侧弯。

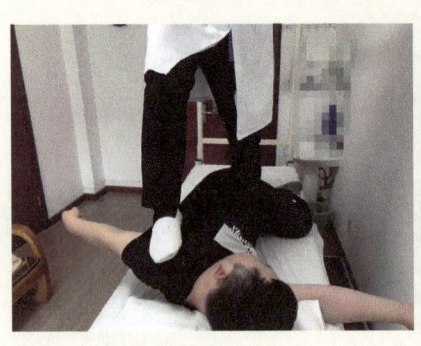

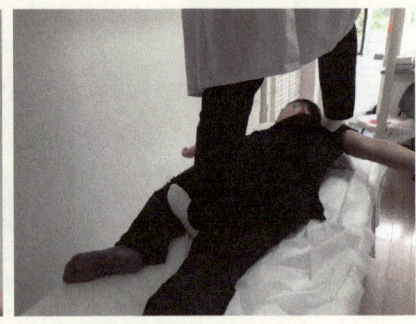

▲旋转复位法1　　　　　▲旋转复位法2

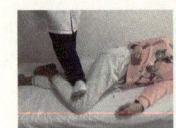

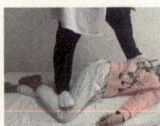

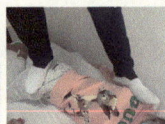

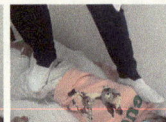

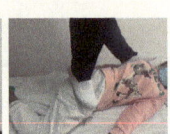

▲旋转复位法动作连续图

（2）点按复位法

定义：施术者蜷足趾或将足趾立起均匀用力点按受术者穴位，寸劲发力，按压受术者脊柱，使错缝关节复位的方法。

循行：脉经、髓经、骨经。

功效：整复错缝，解痉止痛，恢复脊柱生理弧度。

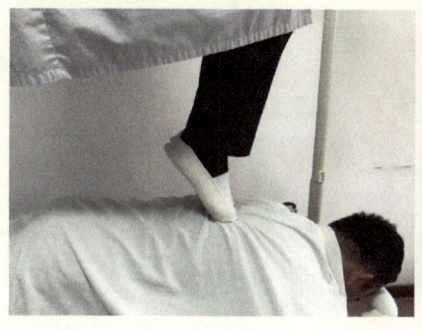

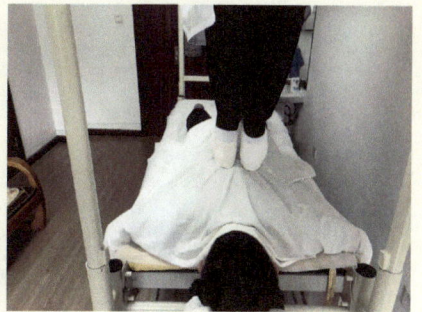

▲点按复位法 1　　　　　　　▲点按复位法 2

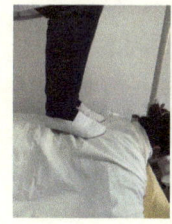

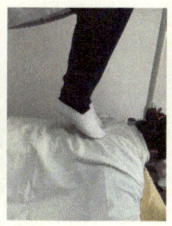

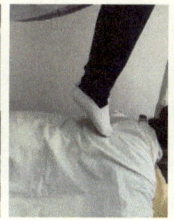

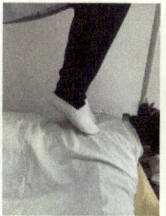

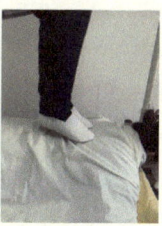

▲点按复位法动作连续图

中医跷蹂术『跷蹂十法』

第三部分 中医跷蹂术的价值及产业发展

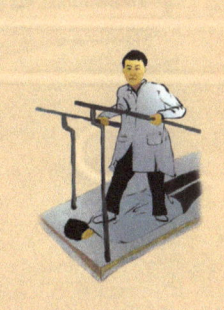

一、中医跷蹂术的价值

（一）理论价值

1. 历史价值

中医跷蹂术是传统中医的宝贵遗产。中医跷蹂术遵循传统中医"天人合一，辨证论治"的思想，施术讲究自然，秉承"人体是天然对称性的"特点，尊重人体是一个自我完善、自我修复的有机整体的原则。中医跷蹂术的理论基础雄厚，既有传承又有创新，在奇恒之腑经络证治理论体系指导下的中医跷蹂术，焕发出新的生机和活力。中医跷蹂术具有疏通经络，调和气血，提高机体免疫能力等特点，区别于现代医学手术疗法，中医跷蹂术还具有减少组织副损伤[①]，降低治疗成本，减轻患者心理压力等优势。

2. 学术和研究价值

中医跷蹂术重视经络康复，尤其是奇恒之腑经络疾病的预防和康复，具有"未病先防，既病防变"的特殊疗效，具有重要的科研价值。在当今社会，人们生活水平逐渐提高，

---

①副损伤：某种处置可能引起的损伤。

生活质量和个人体质越来越引起人们的重视。中医跷蹊术是无损性、安全性，具有突出临床疗效的一种绿色、健康疗法。中医跷蹊术可以很好地与现代医学技术相结合，为传统中医疗法增添新的活力。

3. 临床和应用价值

创始人赵公的中医跷蹊术理论基础是奇恒之腑经络证治体系，该理论目前是术存而理不全，但经过代表性传承人车旭东教授的研究整理，基本还原其貌，且进一步创新和发展。此外，在应用方面，中医跷蹊术在解决疑难杂症方面有一定的功效。脏腑辨证论治理论和经络辨证论治理论虽然能够解决大部分病症，但仍有部分病症，尤其是疑难杂症无法治疗，运用奇恒之腑经络证治体系对此类病症有显著疗效。

（二）社会价值

1. 健康帮扶

中医跷蹊术"跷蹊十法"中医医院传承基地（简称中医跷蹊术传承基地），多次组织专业人员、选择适宜技术，提升对口帮扶中医院的服务能力和服务水平，助力健康扶贫，为减少因病致贫、因病返贫贡献一份力量。

自2016年起中医跷蹊术代表性传承人车旭东，传承人郭鹏、郝一峰、宋金阳、孙雅宁等人先后奔赴青海省湟源县，帮助当地中医院引进新技术，开拓新思路，向医生传授中医跷蹊术理论和技法，通过学术讲座、门诊接诊、病房查房等提升中医院的诊疗水平。同时，接收当地的医护人员来大连市中医医院进修、学习。

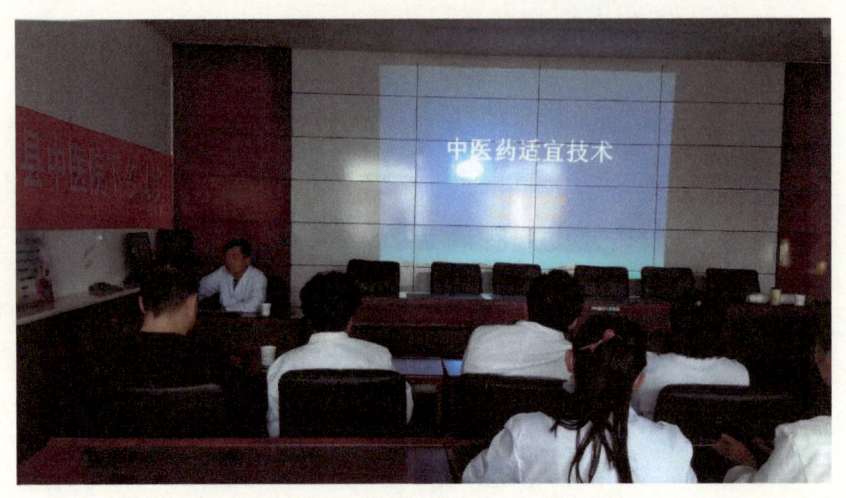

▲传承人郭鹏在青海省湟源县中医院讲授中医跷蹻术

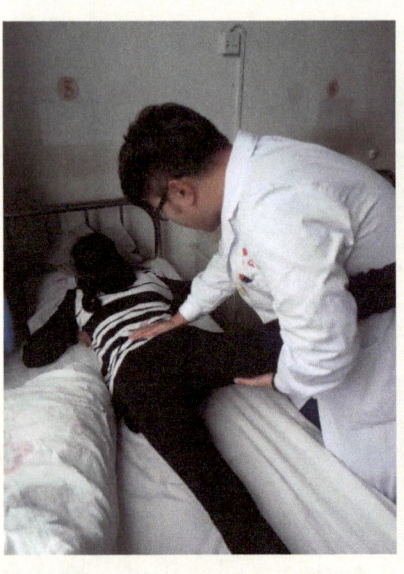

▲传承人郝一峰运用中医跷蹻术为患者做检查

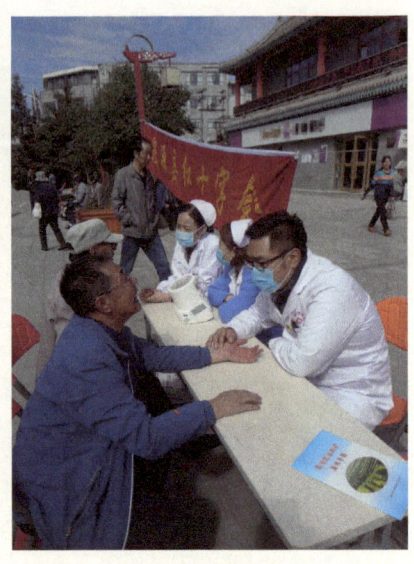

▲传承人郝一峰参加青海省对口帮扶义诊活动

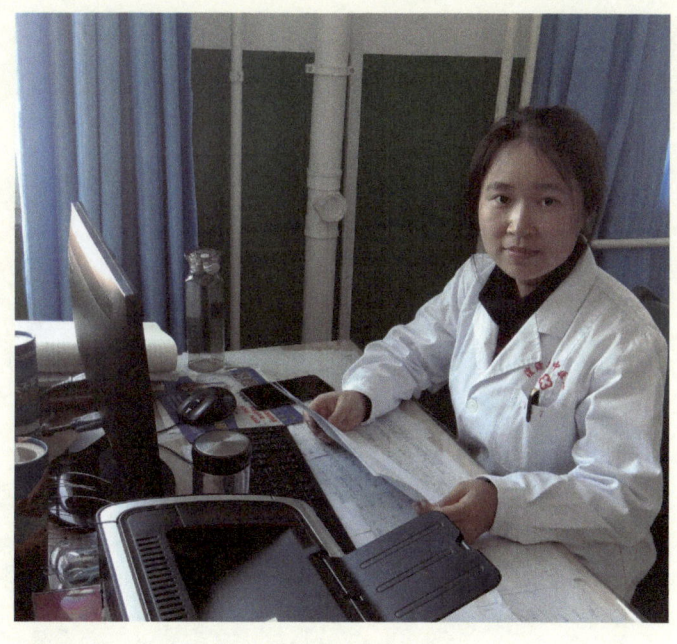

▲ 传承人宋金阳参加青海省湟源县中医院对口帮扶活动

  2018年8月，传承人张大伟来到了贵州省六盘水盘州市中医院。作为非遗专家，也作为两地交流的医学专家，张大伟主任做了讲座和现场演示，详细地讲解了中医跷蹂术的精华部分——颈椎整复手法，并建议盘州市中医院把颈椎整

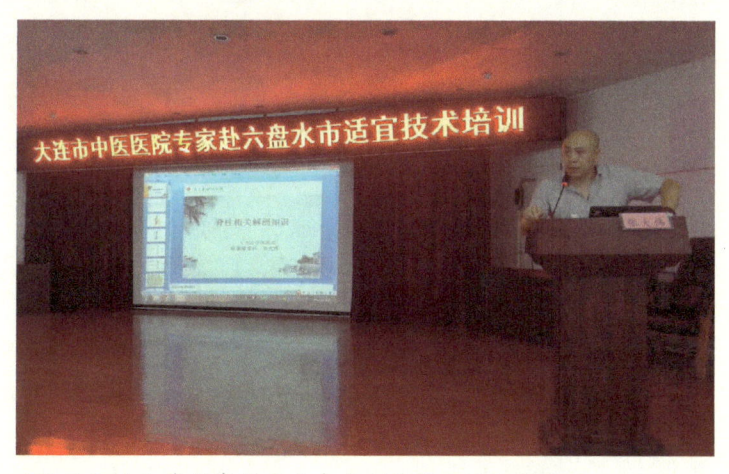

▲ 传承人张大伟赴贵州省六盘水市传授中医跷蹂术1

复作为掌握大连非遗项目——中医跷蹂术的一个切入点，进一步挖掘，服务当地百姓，建设好当地的一流中医康复科。

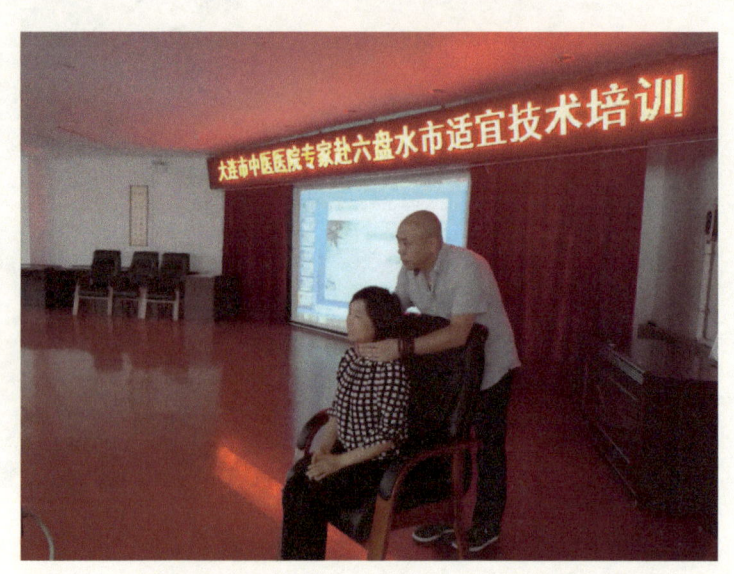

▲传承人张大伟赴贵州省六盘水市传授中医跷蹂术 2

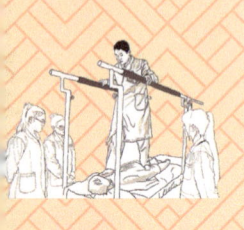

2019 年 7 月，中医跷蹂术代表性传承人车旭东院长带队，在盘州市中医院进行了教学查房和中医跷蹂术学术讲座活动，受到当地医护人员的欢迎。在一周的医疗帮扶过程中，车旭东教授详细了解盘州市中医院专科发展情况和医务人员的基本素质，因材施教，建议该院重点发展中医康复，积极响应国家对中医药的"三个定位"，发挥中医药在治未病中的核心作用，在康复中的主导作用，在重大疾病的协同作用。除了立论讲解之外，车旭东教授现场示范中医跷蹂术的技法，手把手教授，直到相关人员掌握为止。白天的时间不够用，看到好学的医务人员，车旭东教授深受感动，在晚间主动加课，把中医跷蹂术的精华展现给他们。

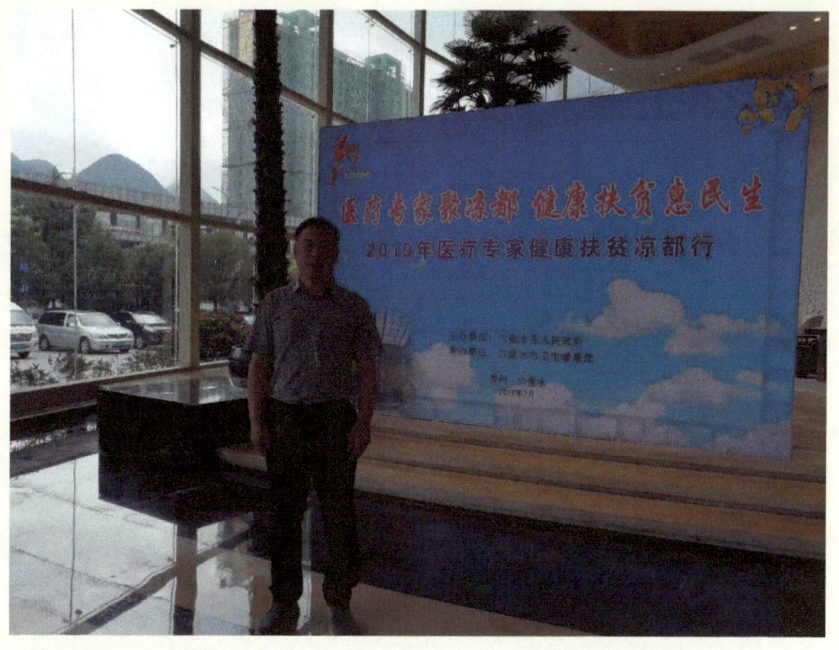

▲ 中医跷蹺术代表性传承人车旭东赴盘州市中医院传授中医跷蹺术

  2019年10月，作为湖北省兴山县的医疗帮扶对口单位，中医跷蹺术传承基地派张大伟主任前去进行一周的帮扶工作。张大伟主任在会场及义诊现场介绍了中医跷蹺术的理论

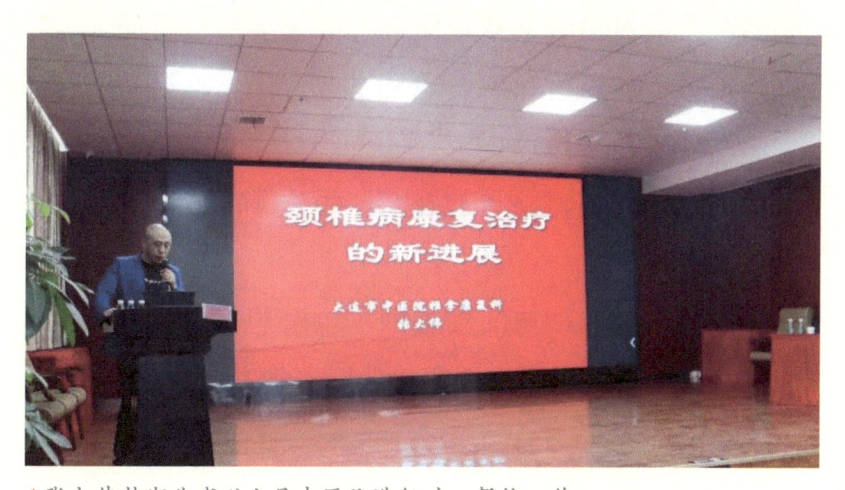

▲ 张大伟赴湖北省兴山县中医院进行对口帮扶工作1

概况并为患者进行现场诊疗，现场带教。张大伟主任运用中医跷蹂术技法，治疗了20余名患者，受到当地患者一致好评。

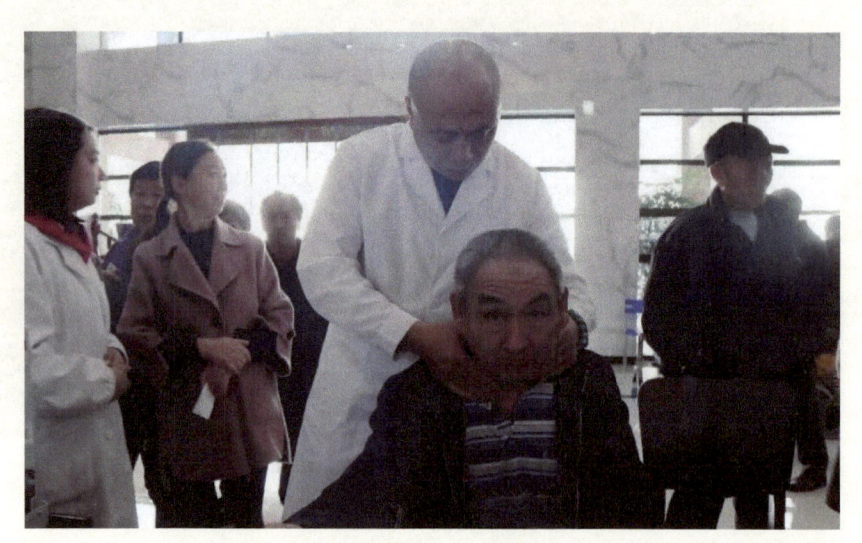

▲张大伟赴湖北省兴山县中医院进行对口帮扶工作2

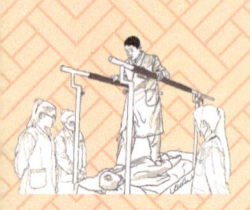

2020年9月，非遗代表性传承人车旭东率领4人医疗队赴西藏自治区索县藏医院开展精准帮扶活动。医疗队对索县藏医院进行参观调研和学术讲座，就科室建设、疾病诊疗规范等内容进行了深入的学术交流。同时，中医跷蹂术的传承人们将项目的技艺、手法等传授给该藏医院的医务人员。

此次精准帮扶活动加强了中医药、藏医药学术、技术交流融合，促进了中医药、藏医药学发展。

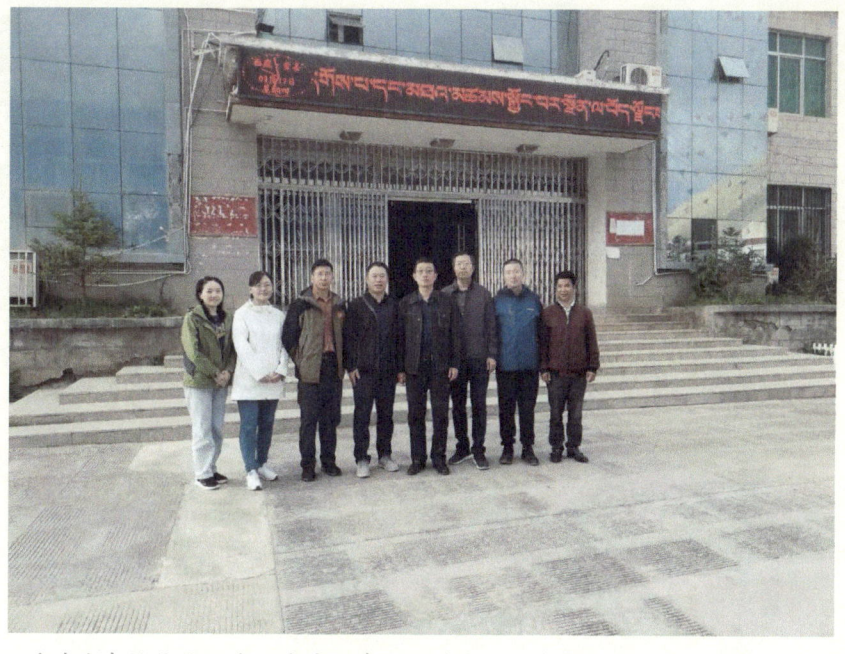

▲非遗代表性传承人车旭东率队参加西藏自治区索县藏医院对口帮扶活动1

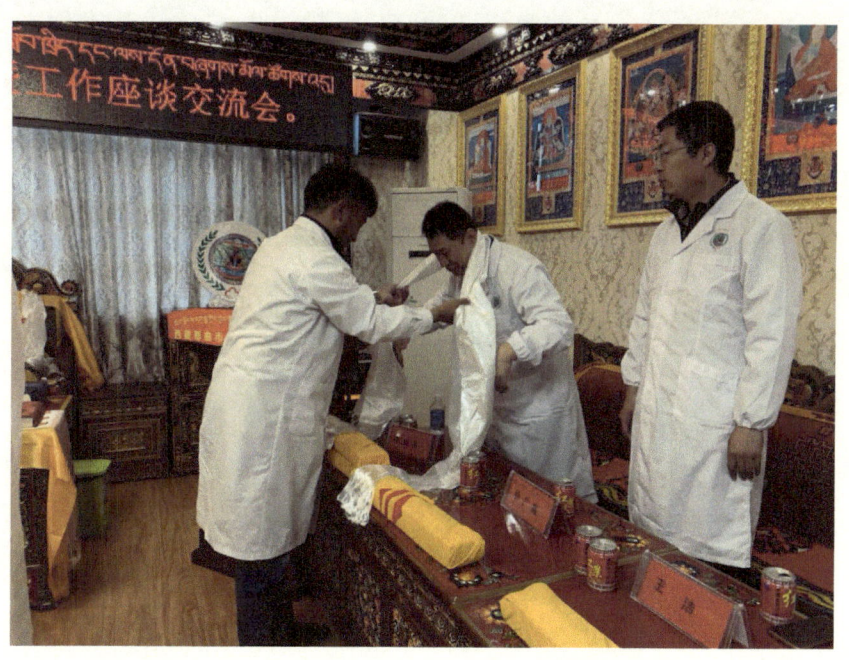

▲非遗代表性传承人车旭东率队参加西藏自治区索县藏医院对口帮扶活动2

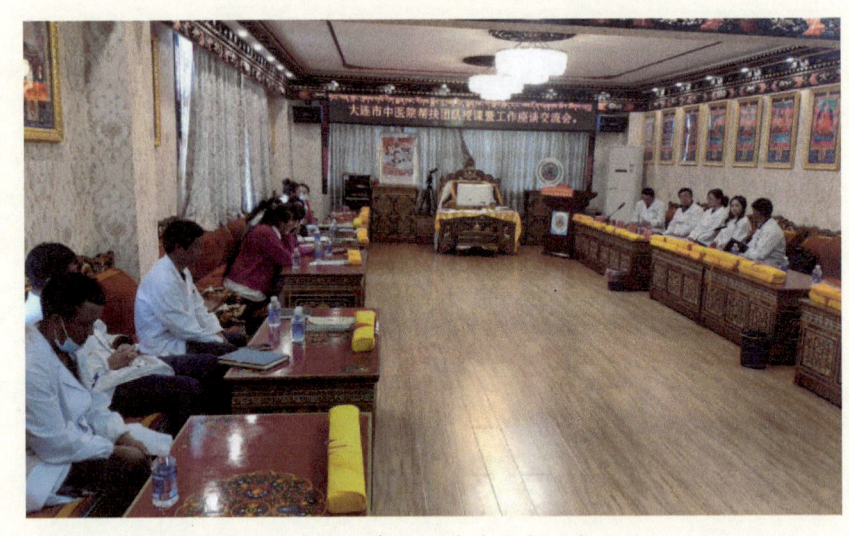

▲非遗代表性传承人车旭东率队参加工作座谈交流会

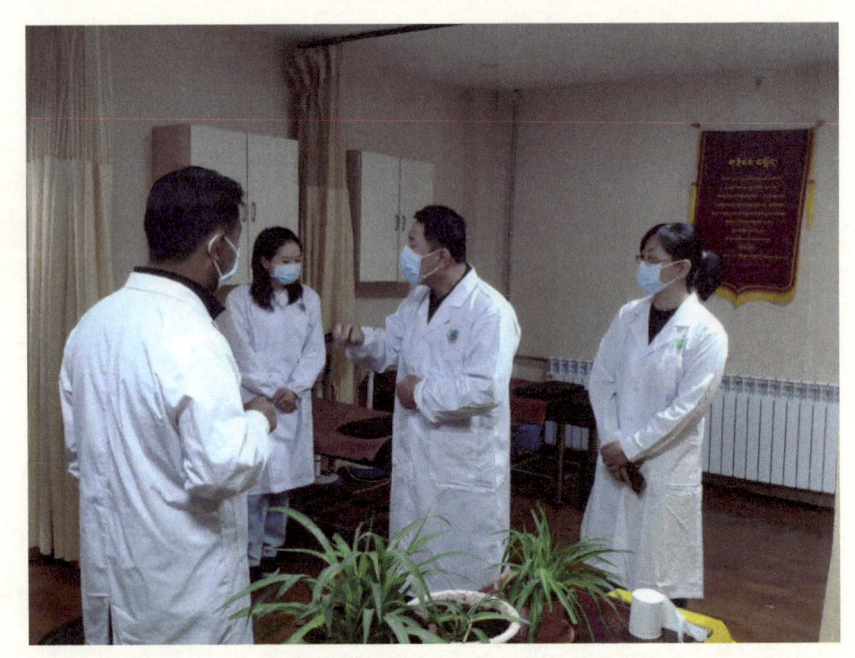

▲非遗代表性传承人车旭东在西藏自治区索县藏医院调研

2015年中医跷蹑术传承基地成立以来,非遗传承团队先后组织专家和技师100余人次对以上对口帮扶单位及大连地区庄河市黑岛镇卫生院、瓦房店市三院、西岗区人民路社区健康中心、长海县医院、沙河口区联合康美门诊等20余家单位,进行了非遗文化宣传和非遗技术教学普及推广。在这样的活动中,非遗传承人带头,青年志愿者积极参与,把非遗传承工作做得有声有色。

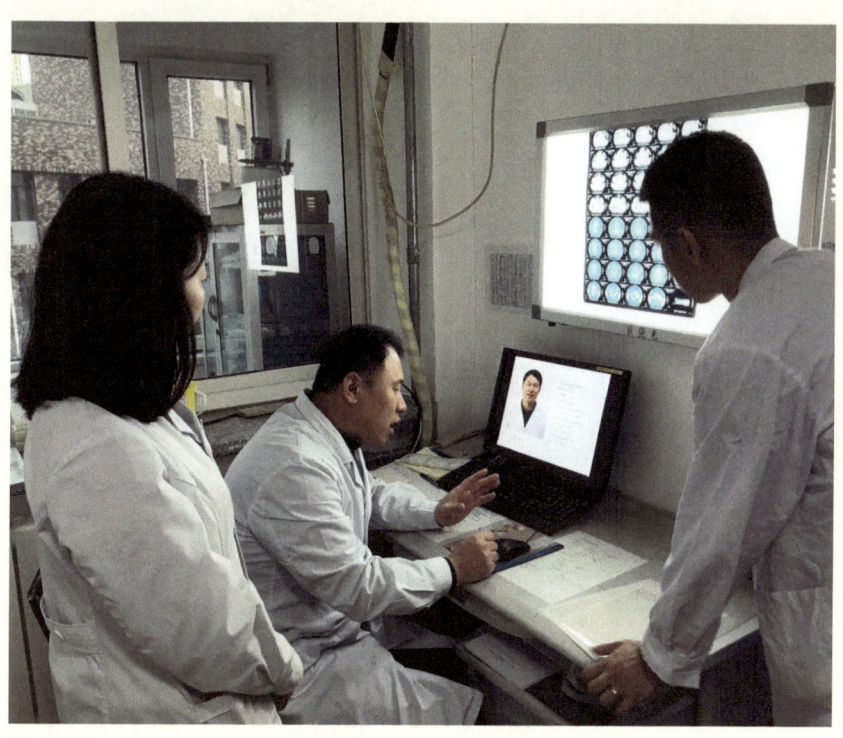

▲非遗代表性传承人车旭东为社区进修学员讲授中医跷蹑术

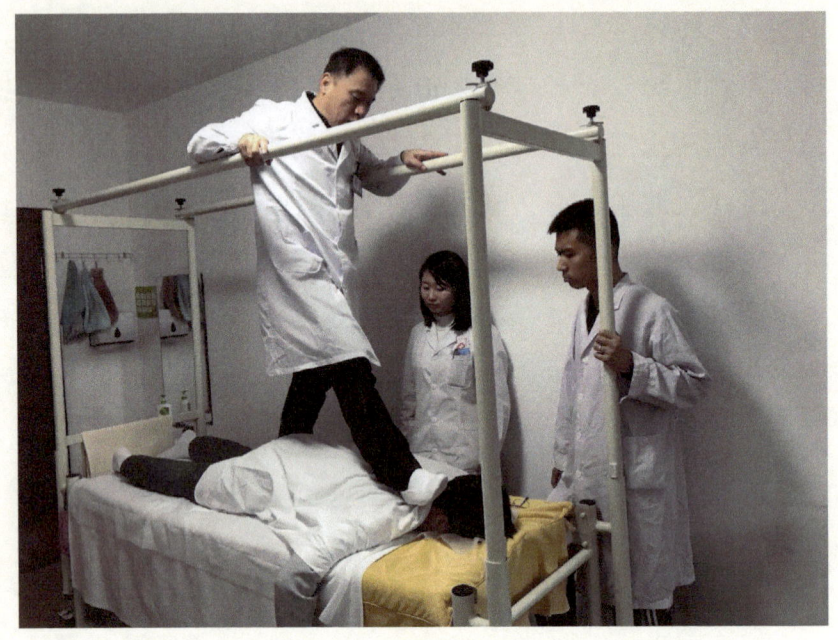

中医跷蹺术「跷蹺十法」

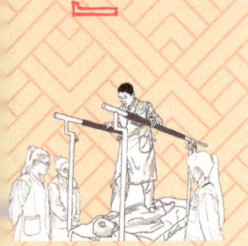

▲非遗代表性传承人车旭东为社区进修学员现场演示中医跷蹺术

2. 义诊

作为大连市非物质文化遗产项目，2016年起，中医跷蹺术每年都会参加各种大型义诊活动，宣传中医跷蹺术技法和中医文化，让市民体验传统技法，学会自我健康管理。

2016年6月，中医跷蹺术"跷蹺十法"首次参加大连市"文化遗产日"[①]活动。活动中，非遗传承人车旭东、梁哲瑞精心布展，向民众展示了第三代跷蹺床，同时制作了多媒体宣传片和非遗展板，系统地介绍了中医跷蹺术的理论体系。在现场非遗传承人为市民诊疗体验，项目现场摩肩接踵，络绎不绝，民众对非遗项目和中医传统文化赞不绝口。

---

① 2006年起，国务院将每年6月的第二个星期六设立为"文化遗产日"；2016年9月，国务院将"文化遗产日"调整为"文化和自然遗产日"。

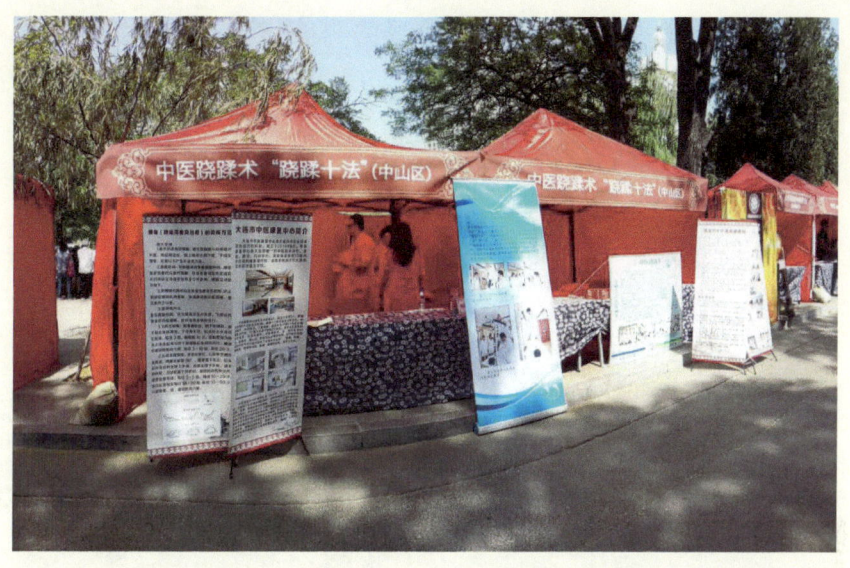

▲ 2016年，中医跷蹂术"跷蹂十法"参加大连市"文化遗产日"活动

2017年6月，在"文化和自然遗产日"活动中，中医跷蹂术传承基地开展非遗宣传义诊活动，重点展示项目中的诊脉部分，传承人们运用奇恒之腑经络证治体系中的诊法方药为市民服务，获得民众的赞叹与好评。

2018年6月，大连市"文化和自然遗产日"主题活动中，中医跷蹂术传承基地连

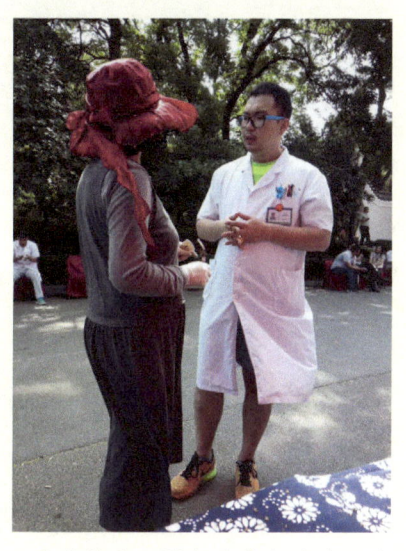

▲ 非遗传承人梁哲瑞参加非遗义诊活动

续举办两场健康讲座及义诊活动，服务大连市民500余人次。在讲座现场，非遗传承人车旭东教授介绍了中医跷蹂术"跷蹂十法"的百年发展历程，讲述了在政府和社会的

中医跷蹻术『蹻蹻十法』

大力支持下,中医非遗项目的充实、整理和提高过程,使这一古老中医非遗项目焕发出新的活力。

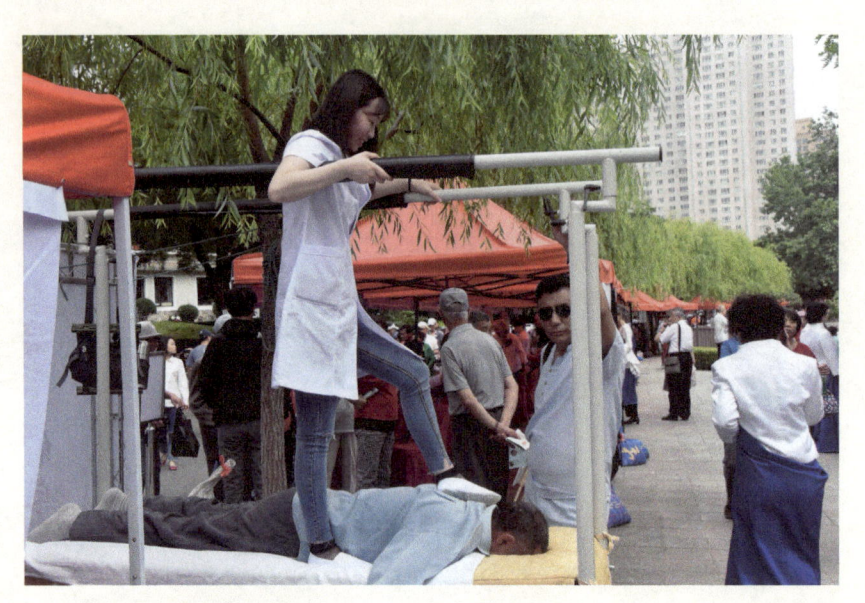

▲ 2018年,中医跷蹻术"蹻蹻十法"参加大连市"文化和自然遗产日"主题活动

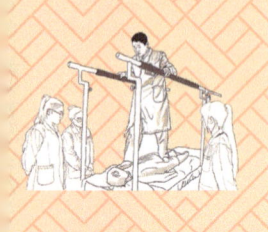

2019年6月,大连市"文化和自然遗产日"主题活动在大连森林动物园白云雁水市民健身公园隆重开幕。中医跷蹻术传承基地派出了最强阵容,非遗传承人车旭东院长亲自带队,部分骨干参加,在现场进行了诊脉,展示了雷火灸疗、经络跷蹻、火罐针灸等项目。中医跷蹻术"蹻蹻十法"将服务的重点转向中老年人,为中老年疾病的预防和诊疗提供了新的方法。这一年,中医跷蹻术的证治体系更加完善,成为中医老年医学的重要组成部分。

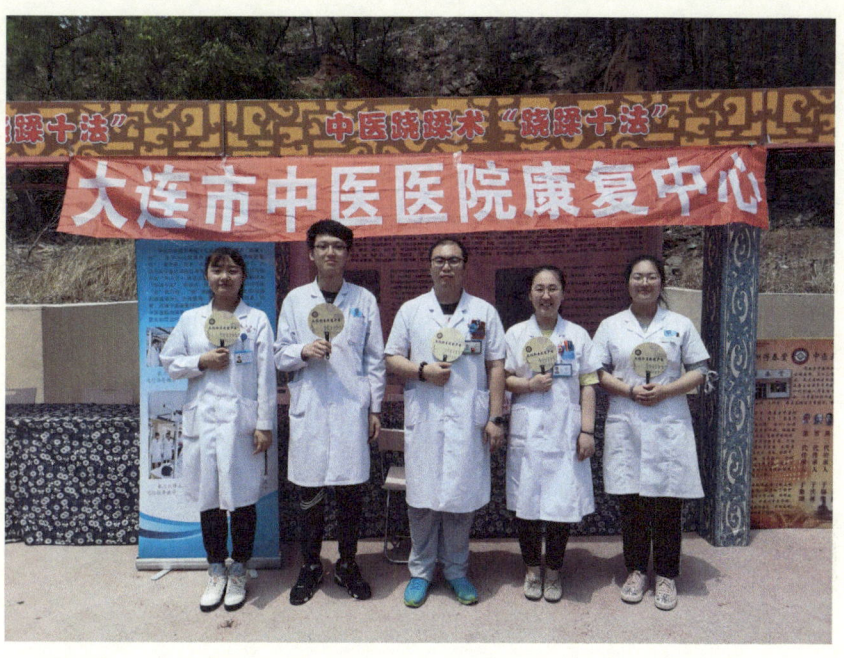

▲ 2019年，中医跷踩术"跷踩十法"参加大连市"文化和自然遗产日"主题活动1

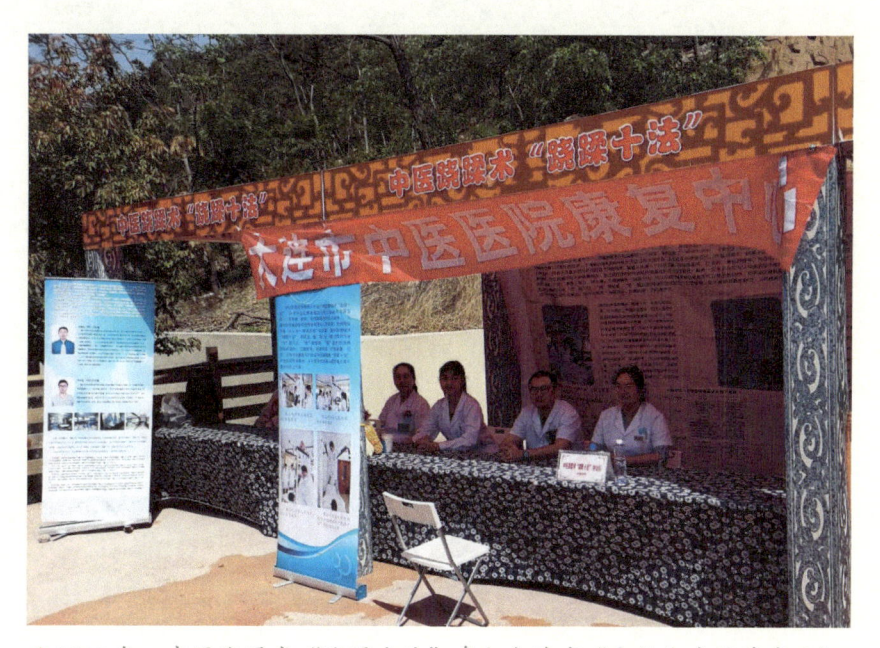

▲ 2019年，中医跷踩术"跷踩十法"参加大连市"文化和自然遗产日"主题活动2

2020年6月，中医跷蹂术传承基地举办了线上中医非遗宣传和服务，包括举办讲座两场，线上义诊咨询，回答问题100余人次。

2021年6月，在以"人民的非遗，人民共享"为主题的2021年国家"文化和自然遗产日"大连非遗宣传展示系列活动中，中医跷蹂术传承基地克服困难，积极准备，制作了防疫香囊和健康光盘，为群众进行义诊，准备了简便易验的预防颈椎病的器具，免费发放给市民。这样的活动既传承了中医传统文化，又体现了中医跷蹂术来之于民，取之于民，用之于民。

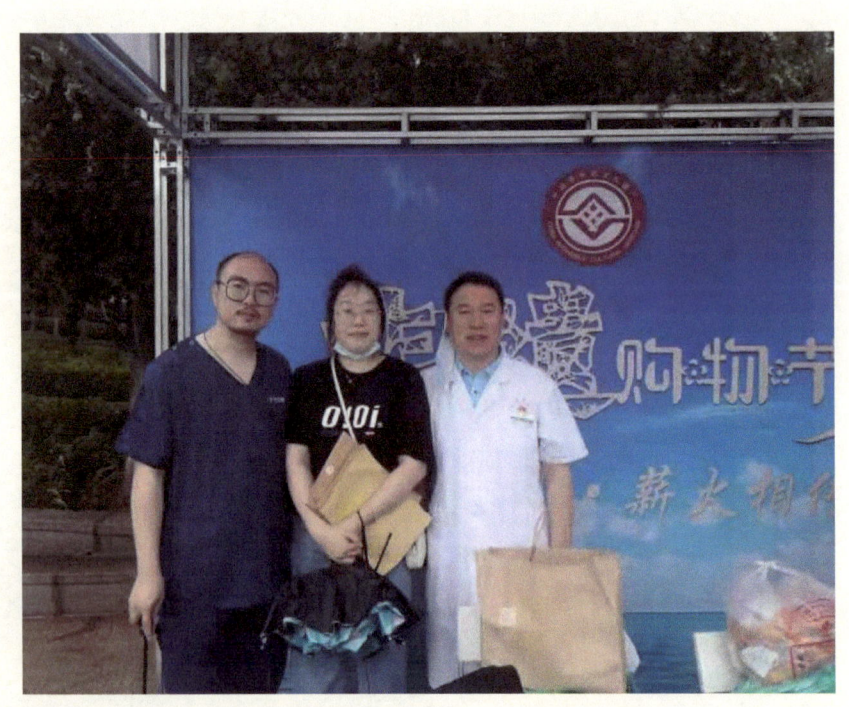

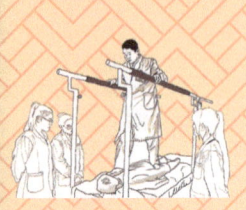

▲ 2021年，传承人车旭东与梁哲瑞参加"文化和自然遗产日"大连非遗购物节活动1

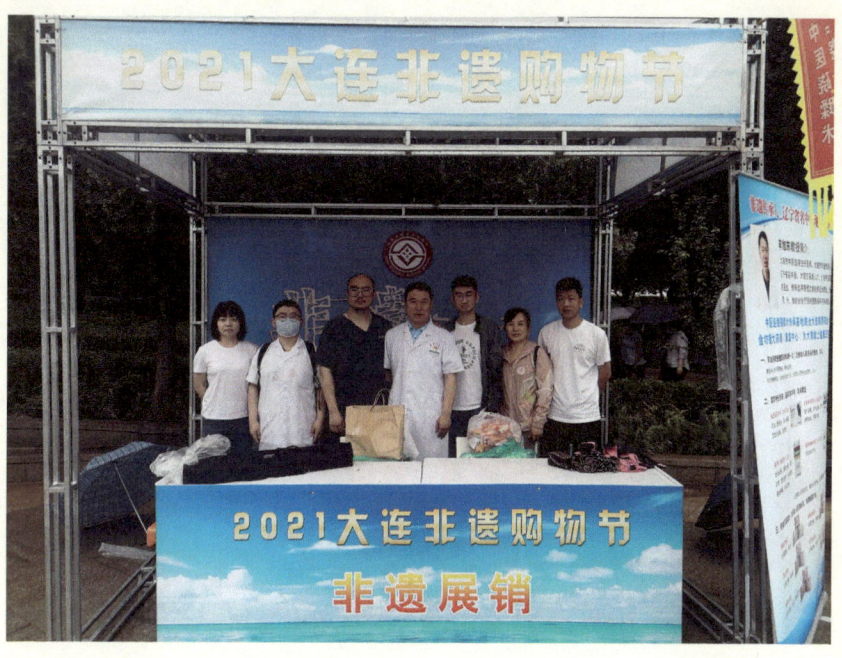

▲ 2021年，非遗传承人车旭东与梁哲瑞参加"文化和自然遗产日"大连非遗购物节活动2

除此之外，非遗传承人车旭东还积极参加大连市组织的各项大型义诊活动，将中医跷蹂术这一非遗项目传播给更多

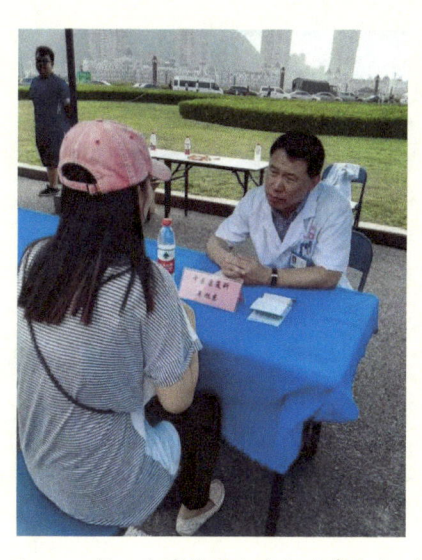

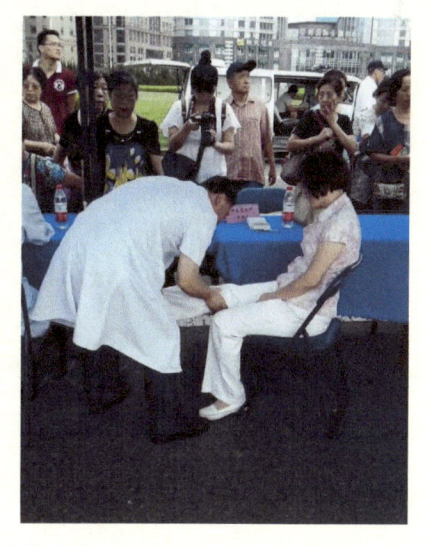

▲ 2016年，非遗传承人车旭东参加大型义诊活动

人，帮助百姓解除病痛。

3. 科普宣传

作为大连市非物质文化遗产项目，非遗传承人车旭东和他的团队积极参加广播电视媒体科普专栏，向滨城百姓传播民族文化，推广中医适宜技术，深入基层，为群众办实事，传播健康理念，引领健康生活方式。在科普宣传过程当中，非遗传承人也积极听取百姓意见，汲取民间营养，更好地充实提高，力求把中医证治体系做得更好。

院士是国家科技的巨擘，他们的健康关系着民族科技的进步，做好院士们的医疗保障工作，是医务工作者义不容辞的责任。中医跷蹊术传承基地积极参与院士的保健工作，先后进行两次健康讲座和两次义诊活动，其中包括到中国科学院大连化学物理研究所做讲座、义诊。

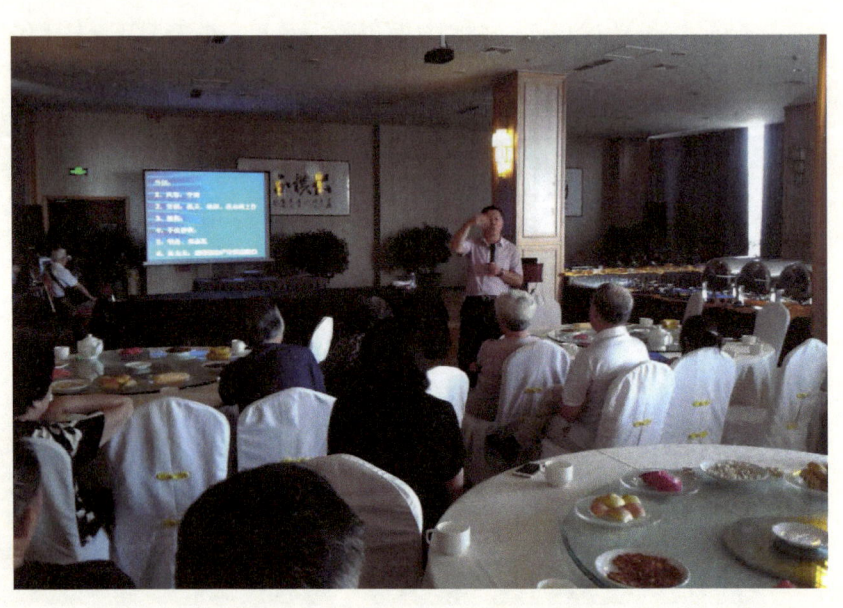

▲非遗传承人车旭东为大连市两院院士进行健康讲座并介绍中医跷蹊术项目

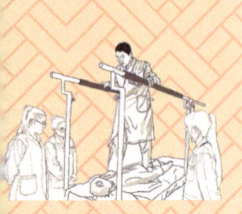

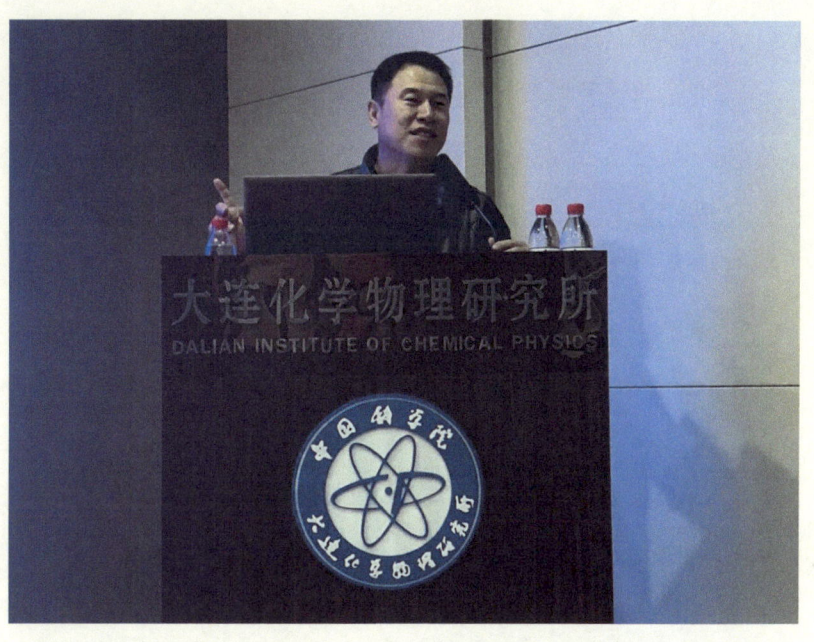

▲ 非遗传承人车旭东在中国科学院大连化学物理研究所做讲座

应广大社区居民要求及大连电视台第三频道的邀请,非遗传承人车旭东院长偕骨干郭鹏、郝一峰等医护人员于2015年3月27日下午赴大连市昆明街道社区进行健康讲座与宣传义诊活动。本次活动受到广大居民与大连电视台的高度重视。本次活动的主讲人车旭东院长幽默诙谐的谈吐与生动形象的肢体语言将深奥、枯燥

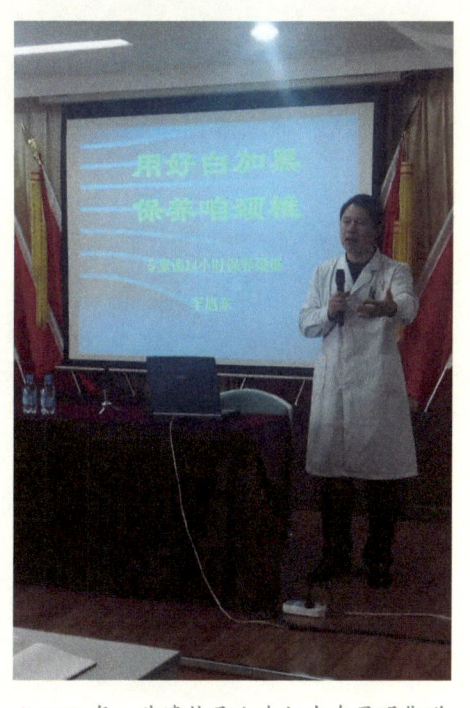

▲ 2015年,非遗传承人车旭东在昆明街道社区做健康讲座

的医学知识表达得深入浅出，居民们在车院长的带动下积极参加互动，现场高潮迭起，掌声不断。健康讲座结束后，郭鹏、郝一峰等医护人员对居民进行了义诊与科普宣传，将健康理念传递进每位社区百姓的心中，受到大家的一致好评。大连电视台对本次活动进行了全程录制。

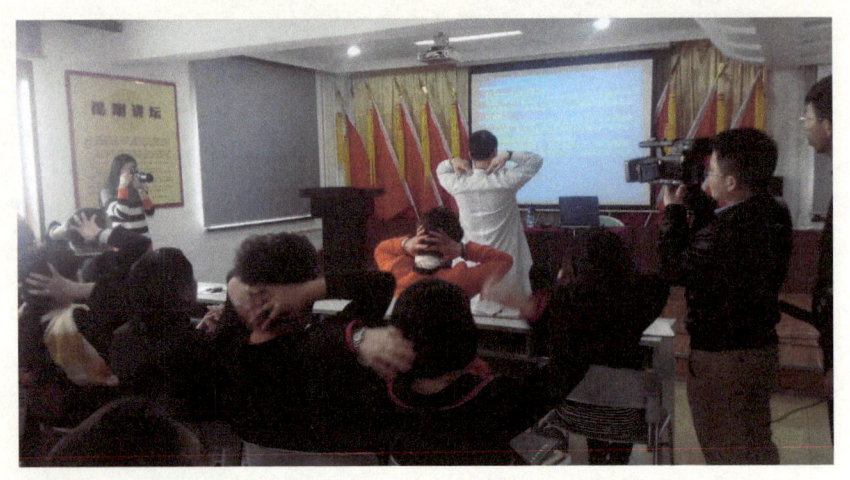

▲ 2015 年，非遗传承人车旭东在昆明街道社区讲解医学知识

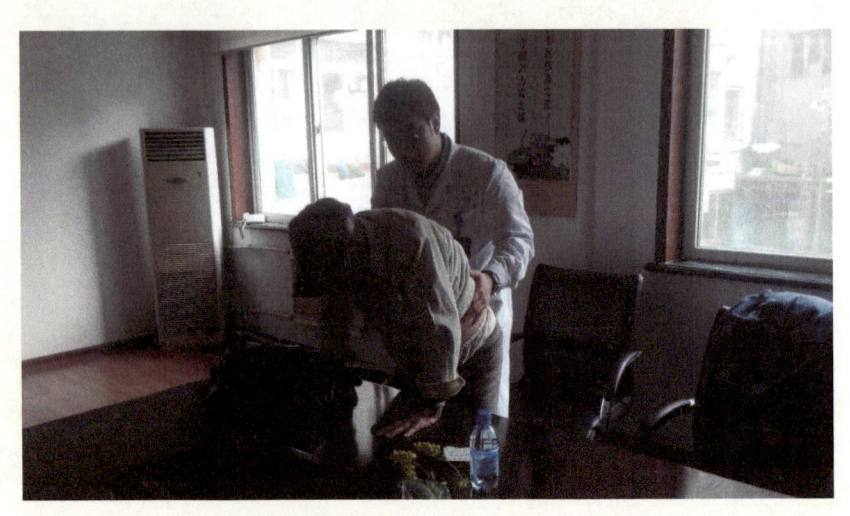

▲ 2015 年，非遗传承人郝一峰在昆明街道社区进行义诊活动

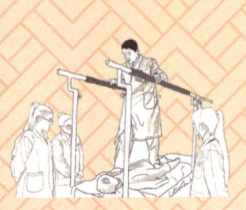

2016年9月，大连市中医医院车旭东院长带领10余名由医疗护理骨干组成的中医康复团队走进泉水街道开展中医康复义诊互动活动，这次义诊展示了中医跷蹂术、雷火灸等特色中医诊疗项目，居民们纷纷前来体验。针对社区居民老年病多的特点，中医康复团队增设了颈肩腰腿痛专诊，医护人员耐心地回答了社区居民提出的健康问题。此次活动，中医康复团队还进行中医科普宣传，受到了社区居民的热烈欢迎。

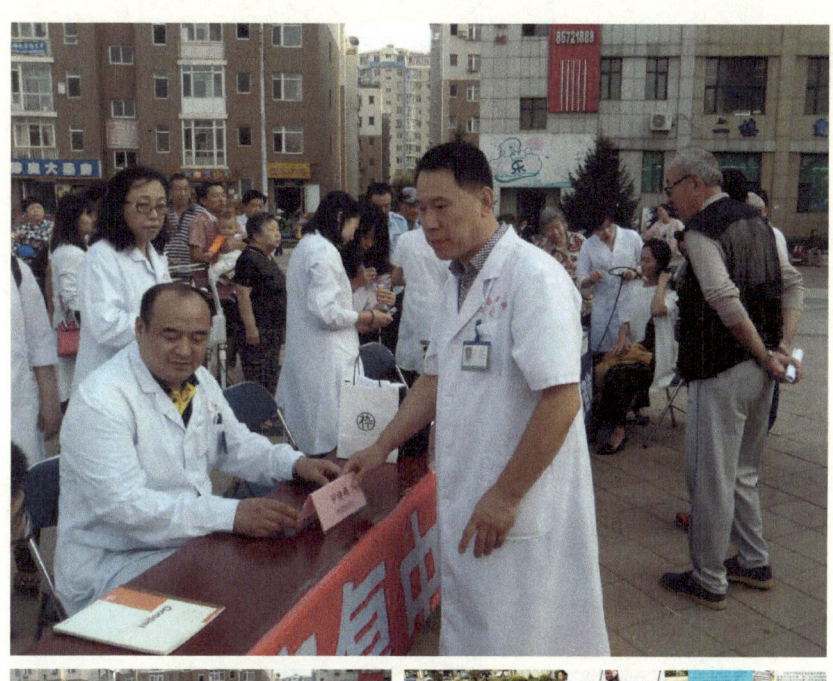

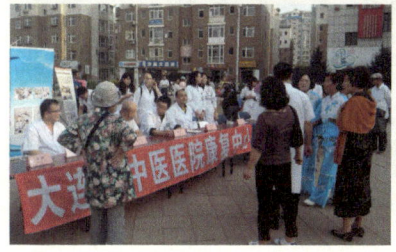

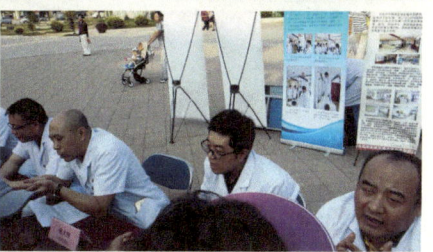

▲ 2016年，由非遗传承人车旭东带领的中医康复团队开展健康义诊活动1

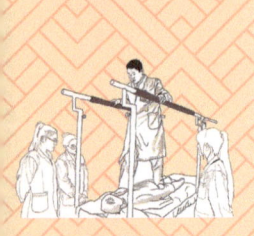

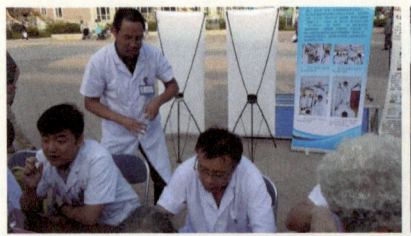

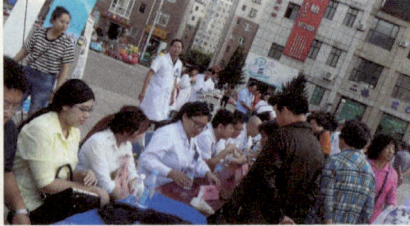

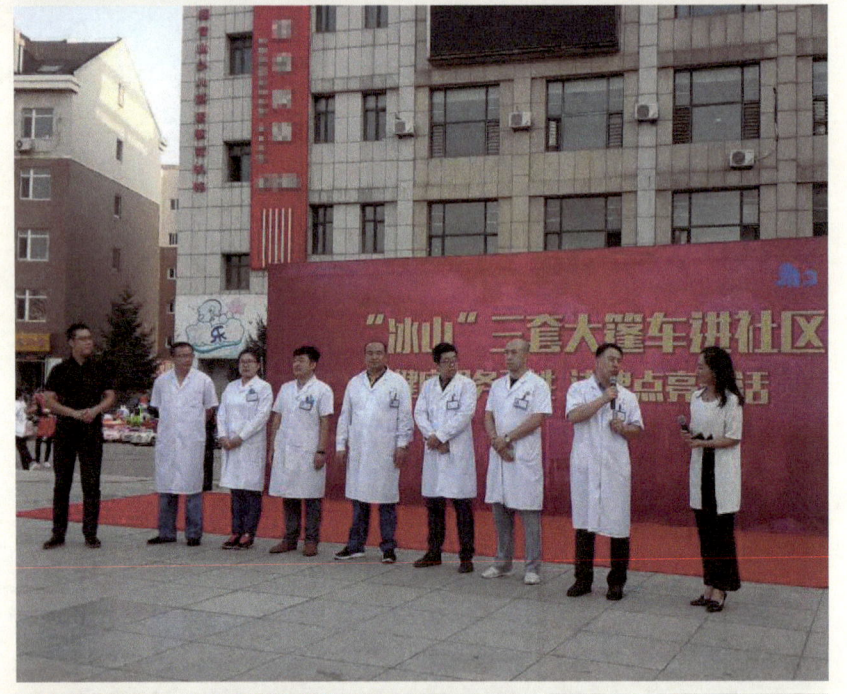

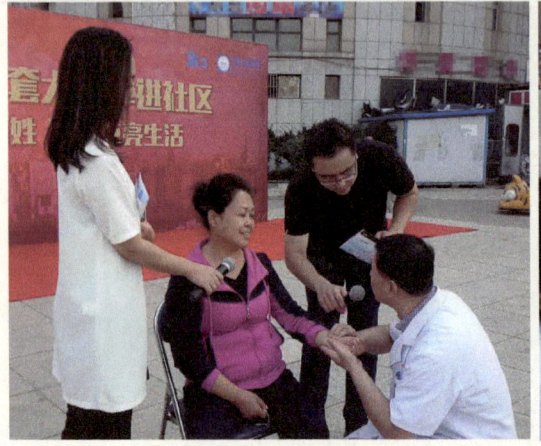

▲ 2016年，由非遗传承人车旭东带领的中医康复团队开展健康义诊活动2

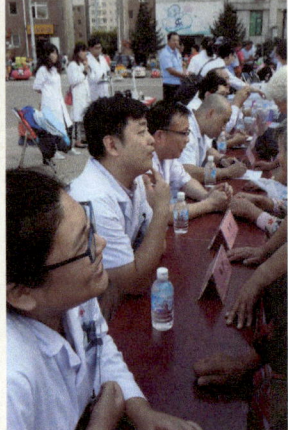

4. 项目培训

中医跷蹂术"跷蹂十法"项目培训依托中医住培开展。中医住培，全称为中医住院医师规范化培训，是中医药教育的重要组成部分，是中医临床医师队伍建设的基础环节，是中医临床医师成长的必由之路。作为国家级中医住院医师规范化培训基地，大连市中医医院从 2015 年开始开展中医住

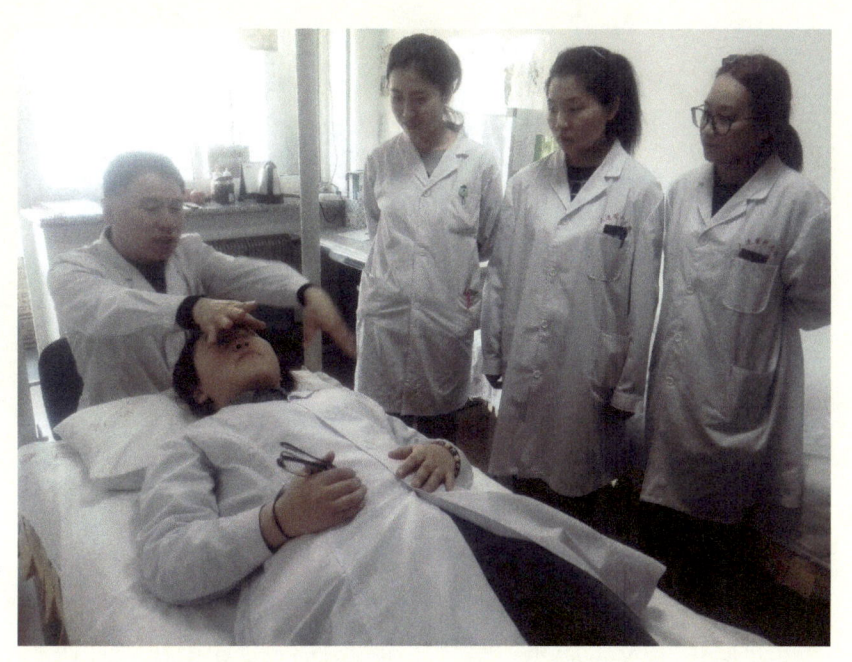

▲非遗传承人车旭东指导学员练习手法

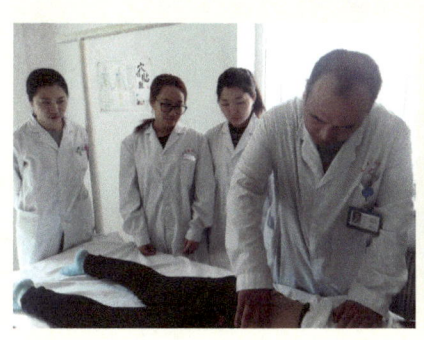

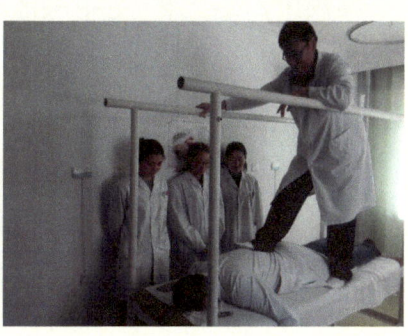

▲非遗传承人尹继勇指导住培学员练习手法

▲非遗传承人胡志伟指导住培学员练习项目操作

院医师规范化培训，向轮转到推拿科与中医康复科的学员传授中医跷躁术。车旭东、尹继勇、胡志伟、田量、张大伟、郭鹏等非遗传承人言传身教，开展项目培训200次，带教学员200余人。

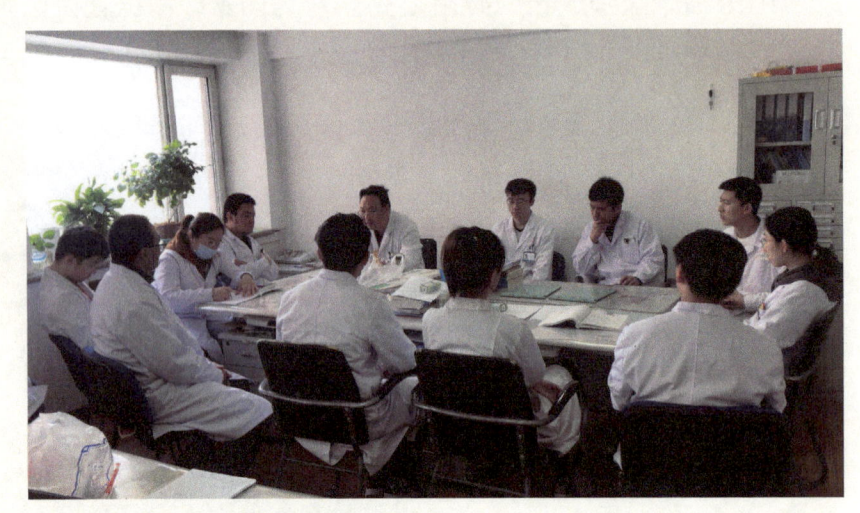

▲非遗传承人田量为住培学员授课

5. 走进高校

自2015年起，中医跷躁术成为医学高校的教学内容，非遗传承人车旭东、郭鹏、胡志伟连续6年在大连医科大学中山学院授课，将中医证治体系与肌肉骨骼康复学结合起来，将理论与实践结合起来，将传统与现代结合起来，受到了同学的欢迎和同行的认可。2020年车旭东和郭鹏等人通过"雨课堂"平台进行网络授课。除了立足大连，推广普及中医非遗项目，中医跷躁术传承基地还主动接收来自黑龙江中医药大学、长春中医药大学、辽宁中医药大学、沈阳体育学院的学生，培养他们将中医跷躁术应用于临床实践。

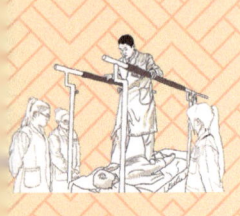

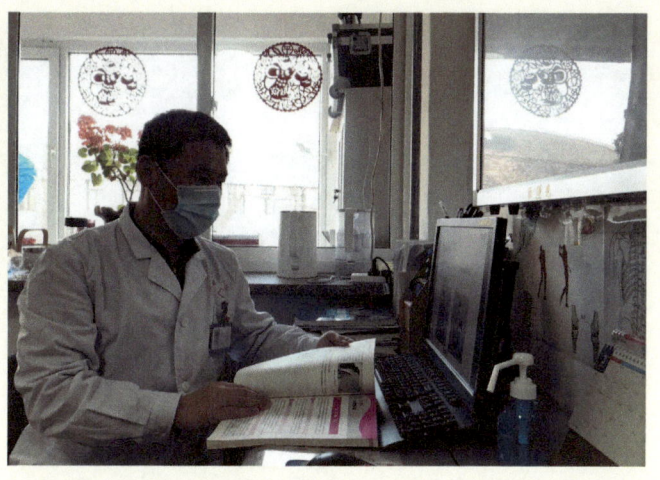

▲ 非遗传承人车旭东进行网上授课

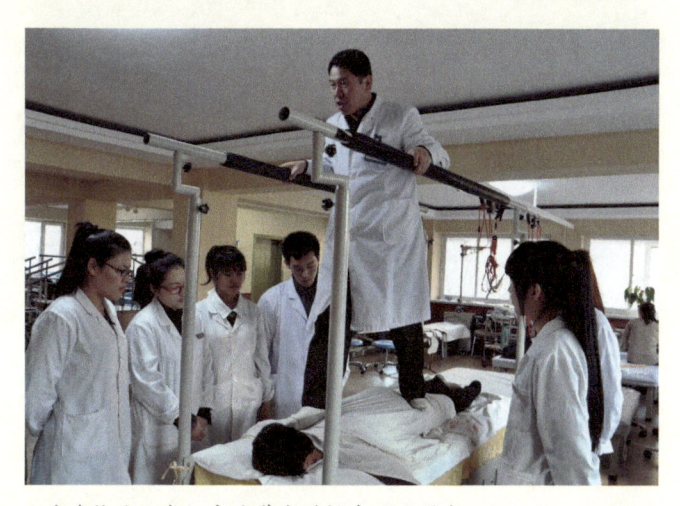

▲ 非遗传承人车旭东为学生讲授中医跷跷术

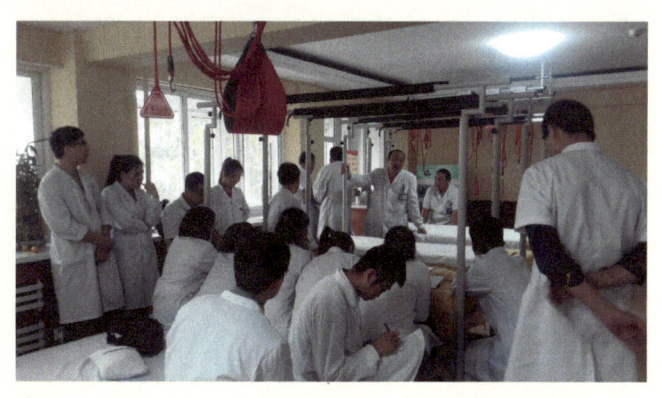

▲ 非遗传承人尹继勇讲授中医跷跷术

中医跷跷术「跷跷十法」

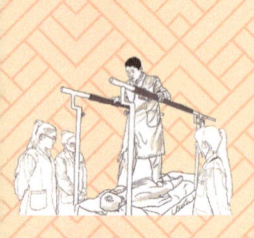

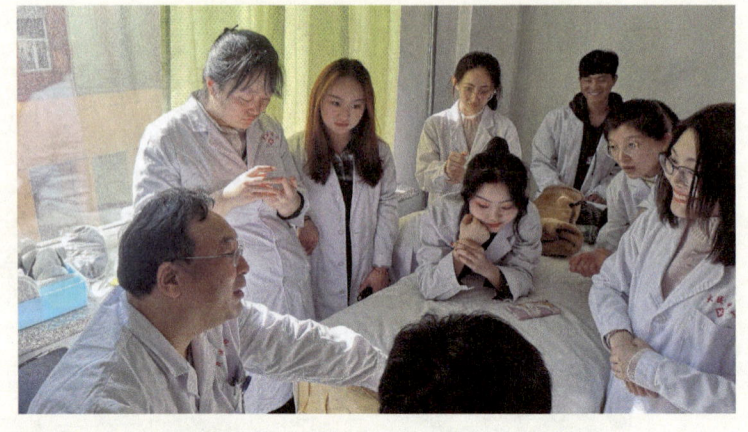

▲ 非遗传承人田量讲授中医跷跷术

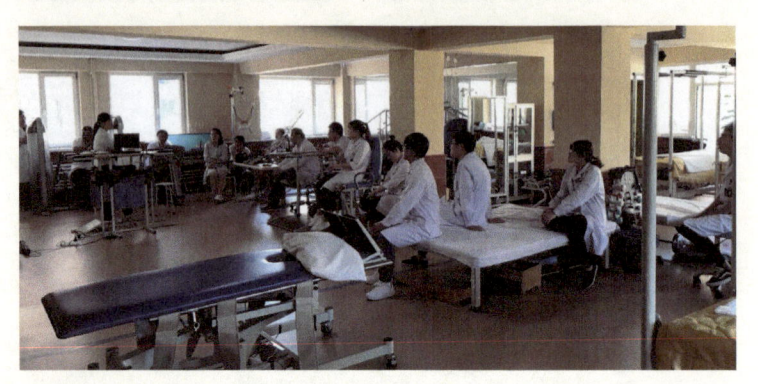

▲ 非遗传承人王冬梅讲授中医跷跷术

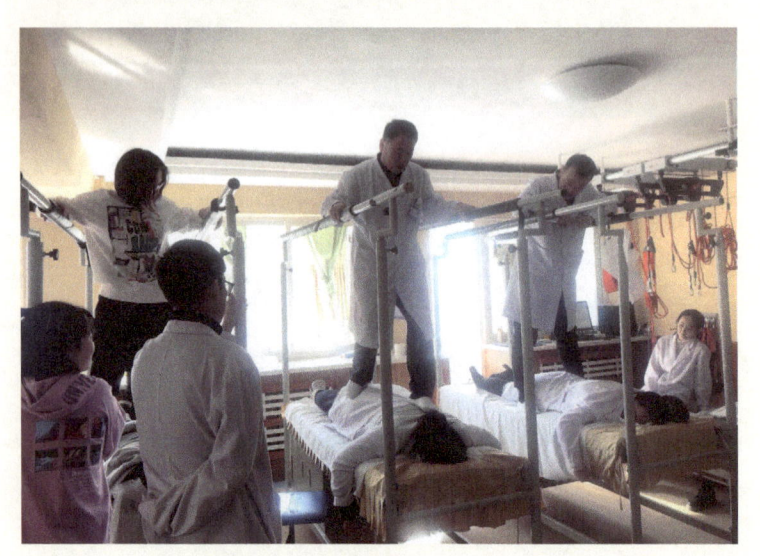

▲ 非遗传承人车旭东讲授中医跷跷术

6. 非遗普及

2018年5月7日，辽宁省中医药继续教育培训班"中医跷蹂术的临床应用"在大连市中医医院举办，共有141人参加了本次培训班。中医跷蹂术传承人车旭东、尹继勇、张大伟、郭鹏参与了讲演，他们通过讲座与现场操作将临床与理论相结合，生动形象的讲解让学员熟悉了中医跷蹂术。此次培训活动受到广大学员的一致好评。

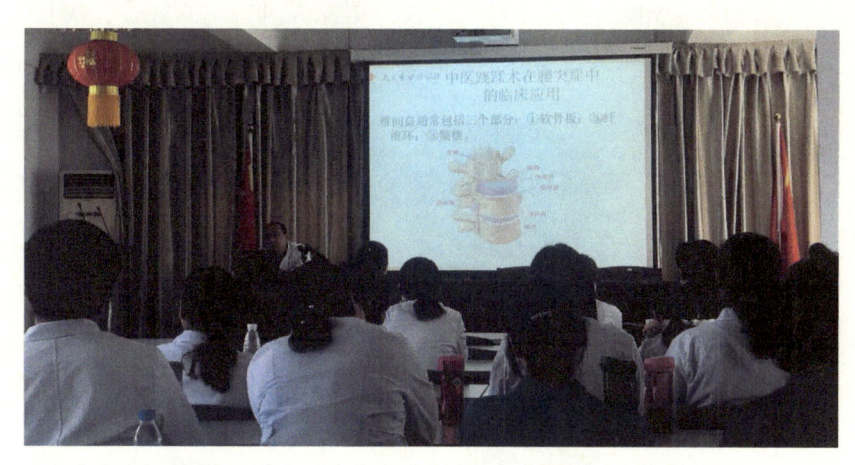

▲非遗传承人尹继勇为参加辽宁省中医药继续教育培训班的学员授课

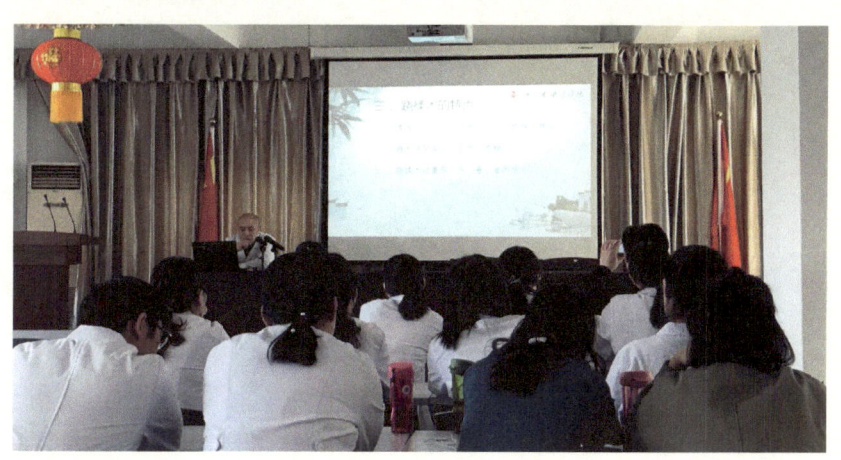

▲非遗传承人张大伟为参加辽宁省中医药继续教育培训班的学员授课

这次培训充分利用了多媒体教学模式，采用了播放视频等现代化教育技术手段，上课打卡，下课考试，顺利推广了大连市非物质文化遗产项目——中医跷蹂术"跷蹂十法"，提高了中医跷蹂术临床应用技术。

7. 赛事保障

2016年5月22日，第29届大连国际马拉松赛在大连市东港商务区国际会议中心拉开帷幕。本届马拉松比赛吸引了来自埃塞俄比亚、津巴布韦、坦桑尼亚、肯尼亚、美国、荷兰、加拿大、日本、韩国等35个国家和地区，共26 700多名运动员参赛。为避免比赛中的意外对运动员造成损伤，传承人姜磊中医师与谢博宇康复治疗师参与了赛事医疗保障工作，他们结合中医跷蹂术手法及自身的专业优势，为参赛选

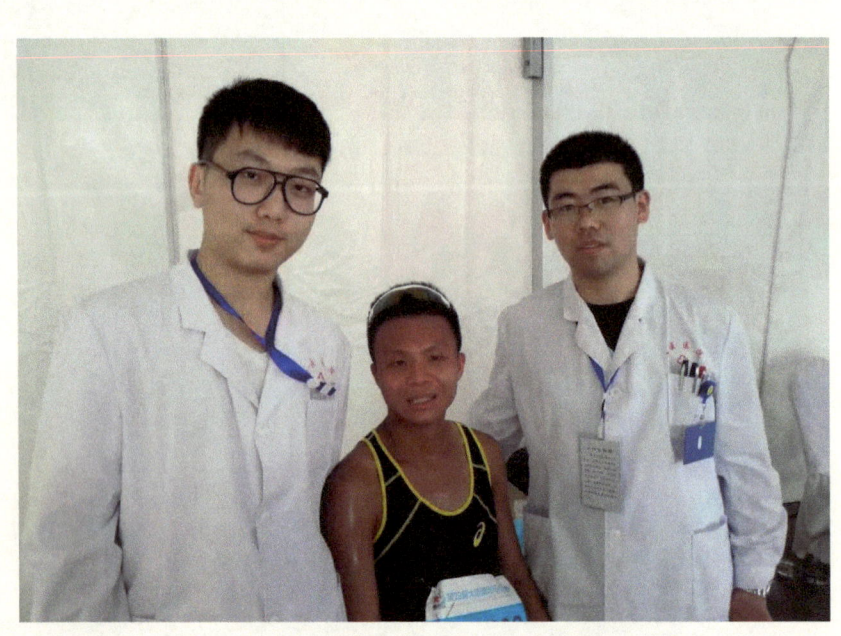

▲非遗传承人姜磊、谢博宇为第29届大连国际马拉松赛进行医疗保障

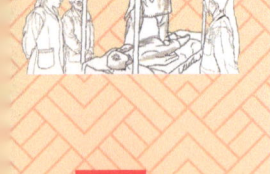

手排忧解难,为赛事保驾护航。

2020年,中医跷蹊术传承基地克服人手少、任务重等困难,派出传承人郭鹏、秦洋、李存露、谢博宇、白永运等骨干加入中国足球超级联赛(简称中超联赛)大连赛区医疗保障组,24小时封闭管理,根据组委会的要求和参赛俱乐部的需要,为赛事的医疗保障倾力服务。

二、中医跷蹂术的产业发展

传承非遗文化，振兴中医事业，是非遗传承人的责任。在传承文化的同时，非遗传承人还要发展相关产业，这样才能相辅相成。中医奇恒之腑经络证治体系是现代中医临床的一个重要组成部分，围绕这个核心，各地开设诊所、建立传承基地，传承非遗文化。工欲善其事，必先利其器，非遗设备的研发，尤其是跷蹂床、床上设备及经络穴位挂图等是中医跷蹂术产业发展的重点。

（一）跷蹂床

中医的手法推拿治疗过程中，患者往往采用坐位、立位和卧位，其中卧位者居多。

跷蹂床，是在跷蹂术施术过程中，便于医者施术达到更好治疗效果的一种工具。跷蹂床的结构与双层床相似，不同的是跷蹂床把两边的角钢换成了两条钢管，外形整体看起来类似双杠。跷蹂床两边的扶手便于施术者扶持，减轻施术者体重对病人的压力，稳定施术者脚踩时身体的重心。

很早以前就有跷蹂床,随着时代的进步和科学的发展,跷蹂床也在不断改进和完善。根据制作的材料可分为双拐式蹂床、木制架子床和铁制架子床。

1. 双拐式蹂床

双拐式蹂床比较古老,类似于常见的双拐,施术者挟持其于腋下以支持体重,下放凉席。这种蹂床的特点是比较矮,搬运灵活,但比较简陋,稳定性不好。

2. 木制架子床

木制架子床是用木头制成的,外形类似铁制的架子床,随着时间的推移,木质易腐朽,很难保存下来。此外,木头易变形,稳定性较差,尤其在搬运和拆卸后难以再次组装,所以现在应用很少。

3. 铁制架子床

铁制架子床是用硬度较好的钢铁制成的,也是当今应用

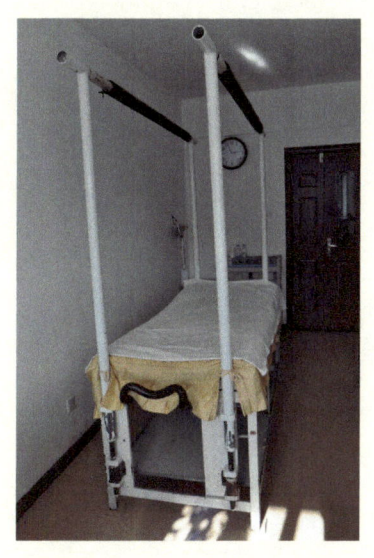

▲第二代跷蹂床(大连造船厂 1970 年赠送)

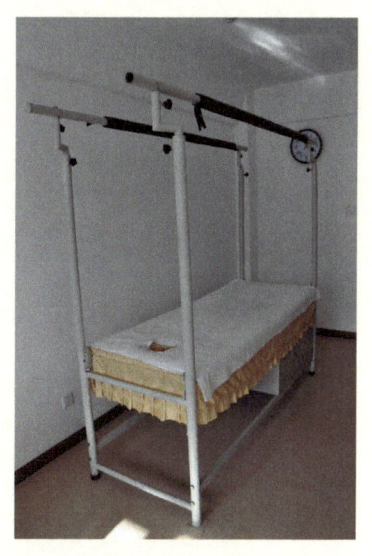

▲第三代改进式跷蹂床(2005 年由大连市中医医院与新华医疗器械联合研发)

最广泛的跷蹊床。铁制架子床主床长度为200厘米、宽80厘米，整体高度约为200厘米，床距地面75厘米，扶手杆的长度为200厘米，管径为10厘米，连接两扶手之间的横杠长度为80厘米。此床的特点是硬度好、不易变形，扶手杆便于施术者扶持，支持自重，使用时能收到更好的医疗效果。铁制架子床在迭代过程中进行了调整。首先，在床头处安装伸缩托，便于托住患者头部并保持患者的呼吸顺畅。其次，在铁制双杠上用弹力棉二次包裹，既保暖又防止了对施术者的撞击。

2017年6月开始，非遗传承人车旭东带领张大伟、郭鹏等开始研发新型跷蹊床，一是让患者在治疗过程中更舒适、更舒展，即对头颈部加强支托，保持头颈与脊柱的连续性；二是让施术者能够随时主动调整横杆的高低和宽窄，更准确地发力。经过一年的研发和制作，成品终于应

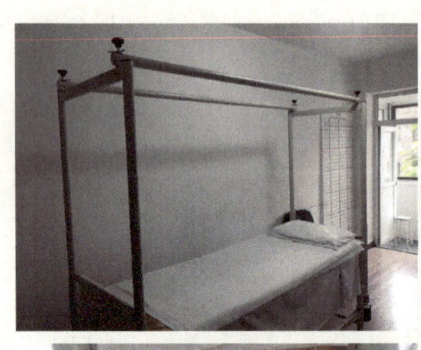

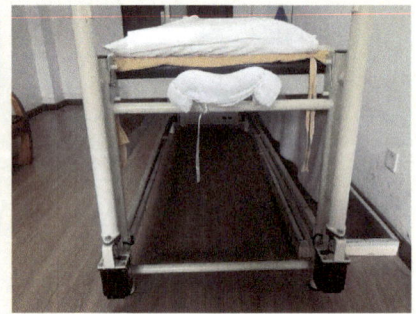

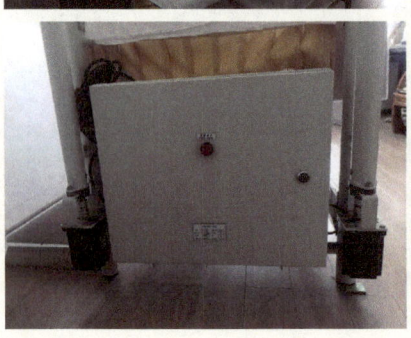

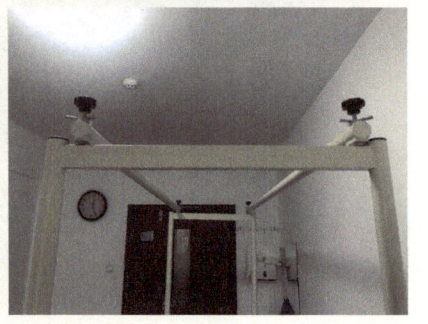

▲ 第四代升降式跷蹊床

用于临床，反响较好。2017年，车旭东将跷蹺床进行改进并订做了新的跷蹺床。新的跷蹺床具有可以手动调控床杠高度与宽度的优点，能够适应高矮胖瘦不同体形的施术者。新的跷蹺床获得了国家实用新型专利证书。目前，非遗传承人正与跷蹺床生产企业积极沟通，准备量产，在各个诊所和传承基地推广使用。

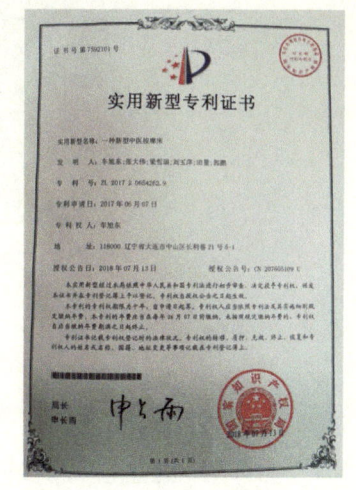

▲ 第四代跷蹺床专利证书

（二）床上设备

床上设备主要包括胸垫、膝垫、按摩巾和蹺鞋。

1. 胸垫

胸垫主要是由皮革和高弹棉制成的，根据人体工学原理，考虑患者性别的不同，制作了前高后低的胸垫，便于患者呼吸和接受治疗，也便于施术者掌握力度和精准复位。

2. 膝垫

膝垫主要由白布缝制，内装荞麦皮，制成长50厘米、宽25厘米、厚10厘米的枕垫。一般放在患者小腿前侧，使膝部悬空，保护髌骨，利于施术。

3. 按摩巾

按摩巾，主要是棉质白色柔软的薄布，制成边长为120厘米的正方形，用于覆盖施术部位。

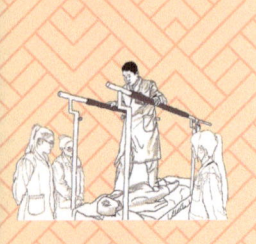

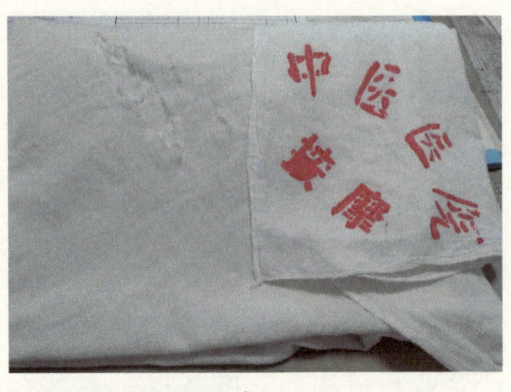

▲ 中医跷蹻术使用的按摩巾

4. 踩鞋

踩鞋是医者根据自己脚的尺寸选取的鞋子，主要是为了保持卫生。在施术过程中，踩鞋能够保持一定的摩擦力，防止打滑。根据材料及外形的不同，踩鞋主要可分为三种：

（1）白布做的踩鞋，外形类似圆口布鞋，是当前最常用的。

（2）翻毛皮制成的踩鞋，带有松紧口。

（3）脚套，高度达踝部，形似袜子。

跷蹻床需经常检查，定期保养维护，床上用品需根据磨损程度定期修补更换。如受条件限制，在掌握了中医跷蹻术技法而没有跷蹻床的特殊情况下，也可因陋就简，手扶房梁、门框、窗台或手持拐杖，同样可以完成施术。

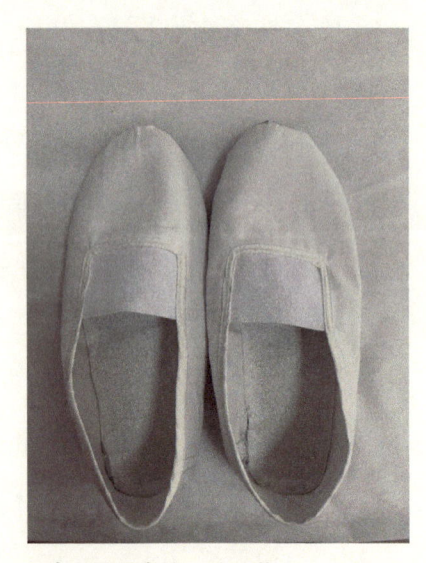

▲ 中医跷蹻术使用的踩鞋

（三）经络穴位挂图

经络穴位挂图是中医跷蹑术传承基地重点研发的项目，带有知识产权，是中医跷蹑术的重要组成部分。挂图中既有宏观的经络循行图，又有精准的穴位图，让初学者一目了然，掌握治疗的重点。目前，经络穴位挂图已规模化印刷，通过网络售卖和现场赠送等方式推广，初步形成产业化。

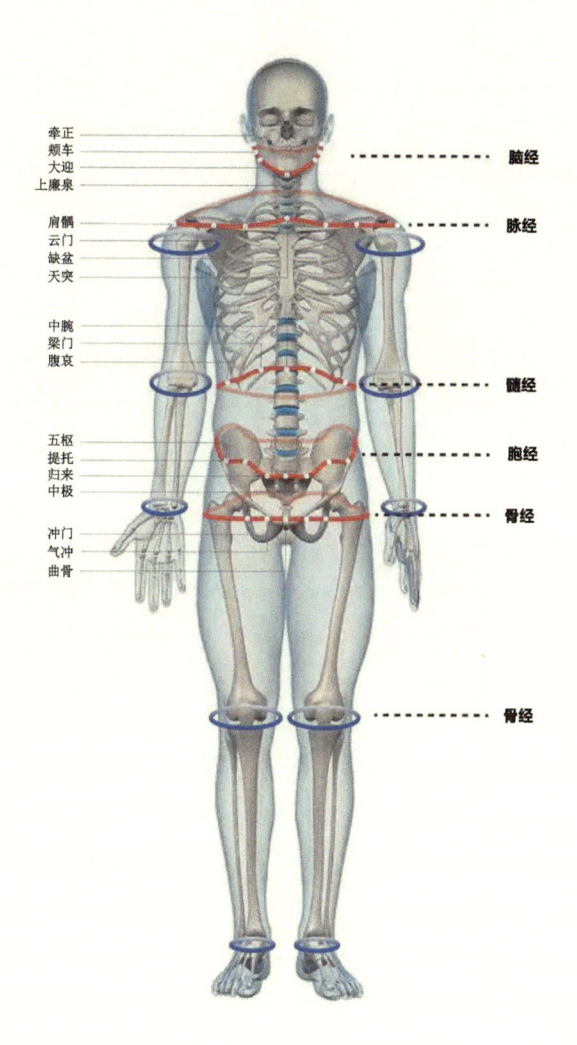

牵正
颊车
大迎
上廉泉 .... 脑经

肩髃
云门
缺盆
天突 .... 脉经

中脘
梁门
腹哀 .... 髓经

五枢
提托
归来
中极 .... 胞经

冲门
气冲
曲骨 .... 骨经

.... 骨经

▲ 经络穴位正面

中医跷躔术『跷躔十法』

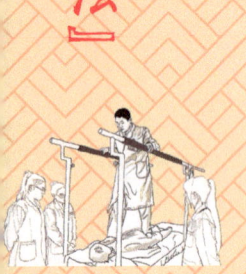

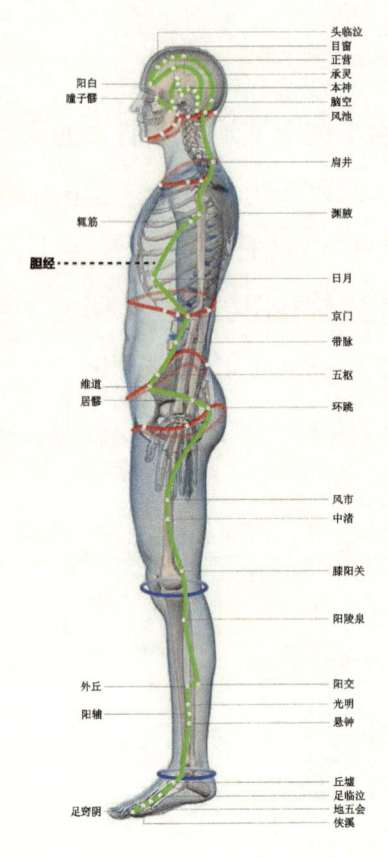

侧面穴位（从上到下）：
头临泣
目窗
正营
承灵
本神
脑空
风池
阳白
瞳子髎
肩井
渊腋
辄筋
胆经
日月
京门
带脉
五枢
维道
居髎
环跳
风市
中渎
膝阳关
阳陵泉
外丘
阳交
阳辅
光明
悬钟
丘墟
足临泣
地五会
侠溪
足窍阴

▲ 经络穴位侧面

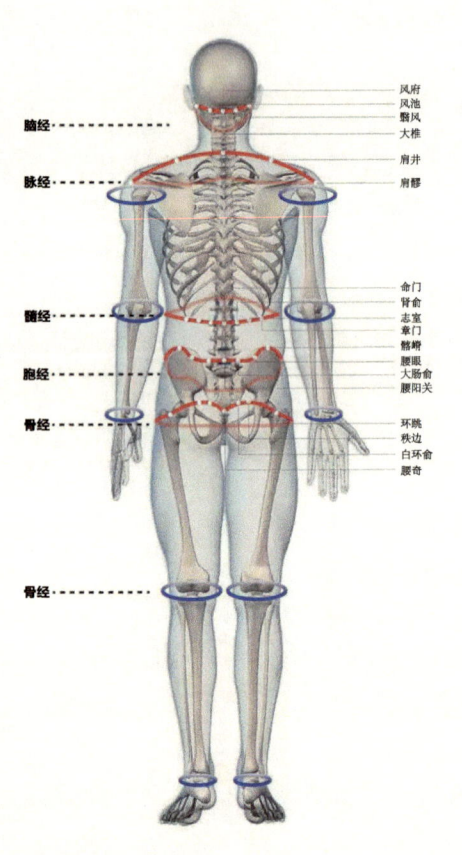

背面穴位：
风府
风池
翳风
大椎
肩井
肩髎
脑经
脉经
命门
肾俞
志室
章门
髂嵴
腰眼
大肠俞
腰阳关
环跳
秩边
白环俞
腰奇
胯经
胞经
骨经

骨经

▲ 经络穴位背面

116

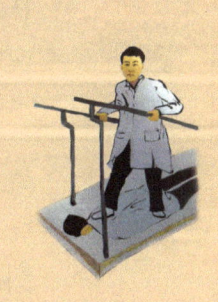

中医跷蹂术『跷蹂十法』

第四部分 中医跷蹂术的传承

一、中医跷蹂术的传承脉络

中医跷蹂术至今已有100多年的历史,传承四代。中医跷蹂术的创始人为赵公;第二代传承人为魏庆春;第三代传承人为车旭东,第四代传承人为尹继勇、张大伟、郭鹏、梁哲瑞等人。

创始人赵公生于清光绪年间,在大连创办诊所,为百姓治病。

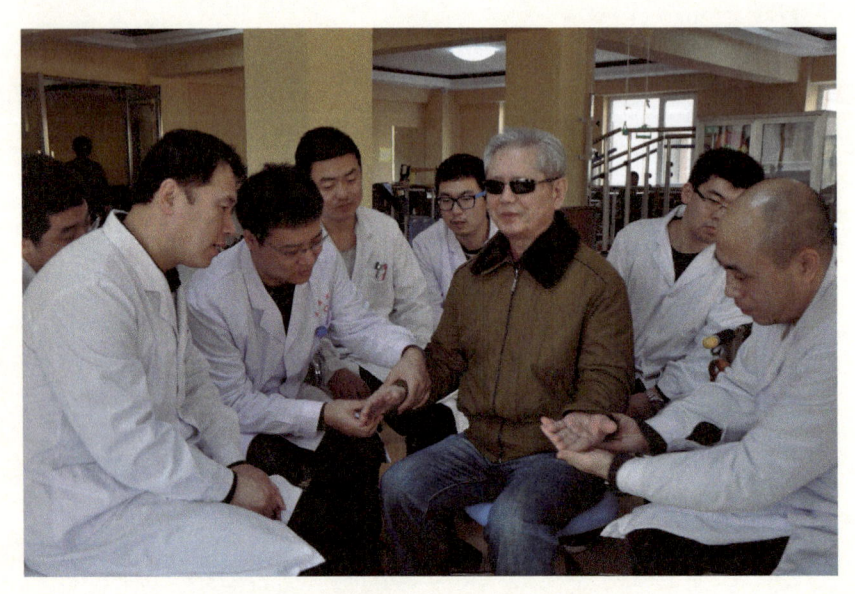

▲第二代传承人魏庆春为弟子面授技艺

1961年，第二代传承人魏庆春受聘进入大连市中医医院按摩科，将中医跷蹂术应用于临床。他自制铁制跷蹂床，运用中医跷蹂术为患者治疗，使这项技艺得到大家广泛的认可。但由于当时的学术界对中医跷蹂术并不熟悉，鲜有人学习并传承，这项技艺险些失传。

1994年，魏庆春将中医跷蹂术传给第三代传承人——车旭东。车旭东对中医跷蹂术进行总结和发展，将技法广泛应用于临床治疗。同时，他开展了多项科研研究，使中医跷蹂术"跷蹂十法"具有了理论高度和学术地位。

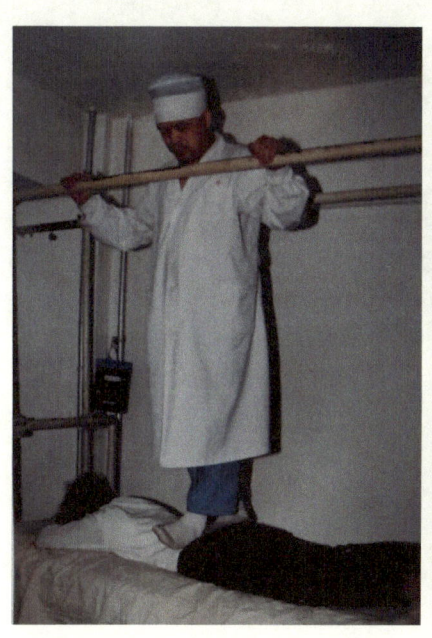

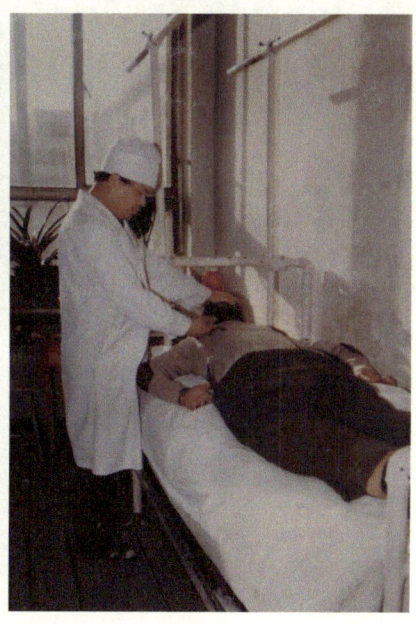

▲ 第二代传承人魏庆春运用中医跷蹂术为患者治疗疾病

2002年，车旭东将中医跷蹂术"跷蹂十法"传给第四代传承人——张大伟、尹继勇等人。传承人张大伟运用中医跷蹂术"跷蹂十法"中的整复类手法进行整脊，荣获大连市整脊专家的称号；传承人尹继勇将中医跷蹂术"跷蹂十法"中的放松类手法运用于保健康复方面，取得了良好的临床疗效。

　　2014年，车旭东将中医跷蹂术"跷蹂十法"发扬光大，他组织建立了中医跷蹂术传承基地，举办培训班，积极开展学术交流。

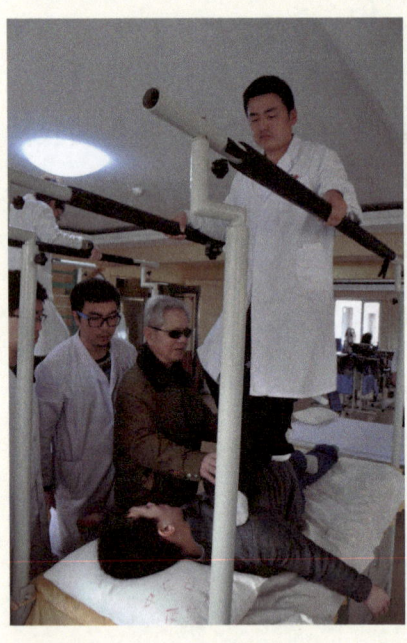

▲第二代传承人魏庆春指导传承人中医跷蹂术

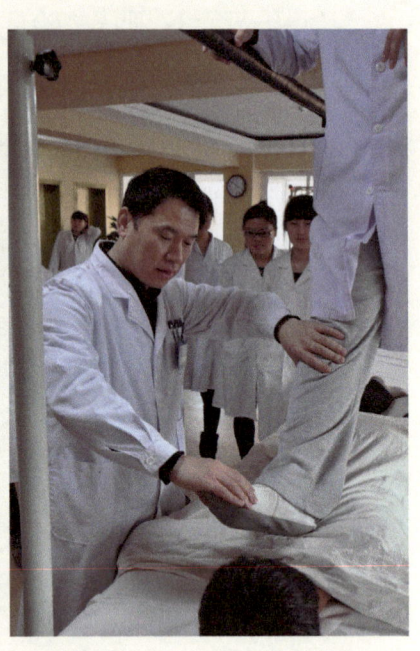

▲第三代传承人车旭东指导弟子中医跷蹂术

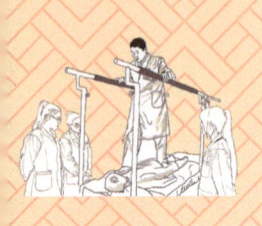

二、中医跷蹂术的传承人及传承谱系

（一）中医跷蹂术的传承人

1. 创始人——赵公

赵公，生于清光绪年间，祖籍山东。在大连市天津街一带创办中医跷蹂诊所，为百姓治病疗伤。赵公乐善好施，每每救人于危难之时，对穷苦百姓很友好，经常免收诊费。因医术高、医德好，被人尊称为赵公。

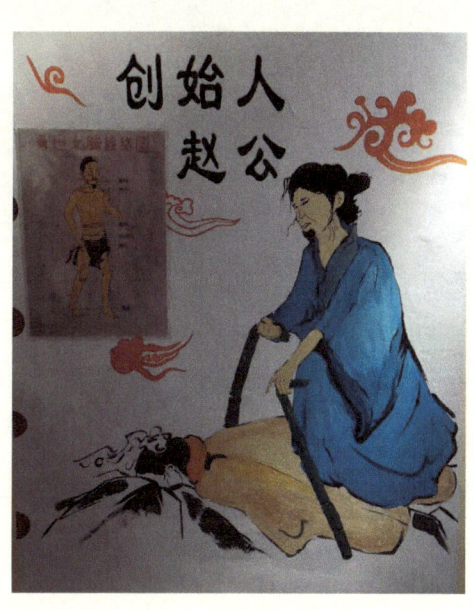

▲创始人——赵公（画像）

2. 第二代传承人——魏庆春

魏庆春，大连人，自幼失明，但聪颖好学，被赵公收入门下，学习中医跷蹂术，在中医跷蹂诊所实习、助诊。1961年，在旅大市岭前医院和旅大市立二院中医部的基础上成立了大连市中医医院（原称为旅大市中医医院），魏庆春被聘为医师，从事颈肩腰腿痛方面的治疗工作。魏庆春踏实肯干，治学严谨，愿意把中医跷蹂技法教授给同事和晚辈，培养出了许多优秀的学员。

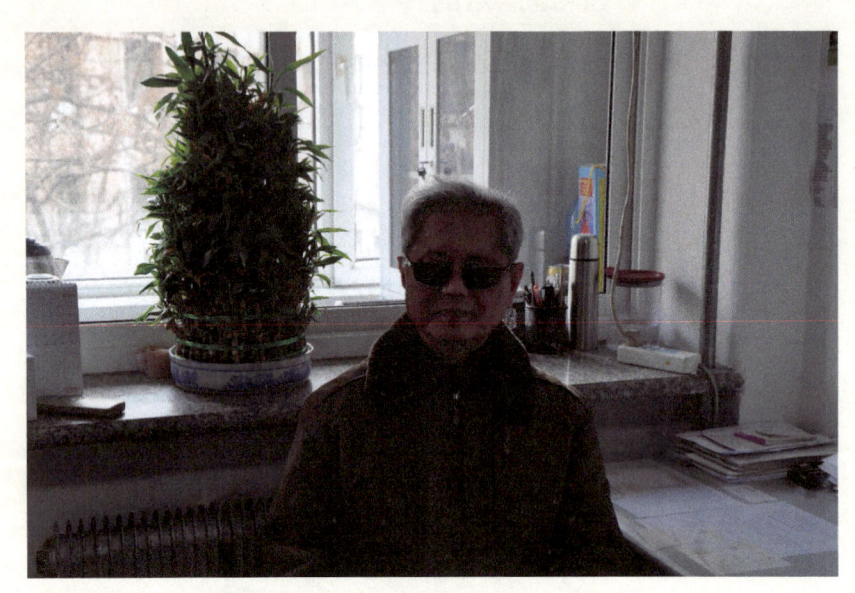

▲ 第二代传承人——魏庆春

3. 第三代传承人——车旭东

车旭东，中医跷蹂术"跷蹂十法"第三代代表性传承人，主任中医师，大连市中医医院副院长，康复科主任，辽宁省名中医，大连市高层次人才。1995年，车旭东毕业于辽宁中医药大学中医硕士专业。现任辽宁省康复医学会中西

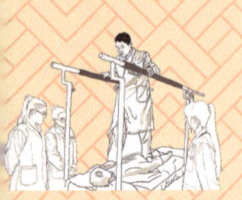

医康复专业委员会副主任委员、辽宁省中医药学会软伤专业委员会常委、大连市中医药学会推拿康复专业委员会主任委员、大连市软组织疼痛研究会常务副理事长。

（1）学自正统，拜师民间

1990年，车旭东考入辽宁中医药大学，攻读医疗专业。他先后跟随李德新、王伯庆、艾华、辛长山等教授名家，系统学习内经、伤寒、温病、中医基础、诊断、内科、中药方剂、伤科、针灸等20余门课程，打下扎实的基础。2002年，在职攻读硕士学位，深入系统地学习中医理论和系统思维，夯实中医基础。2005年，车旭东深入民间，挖掘民间的验方

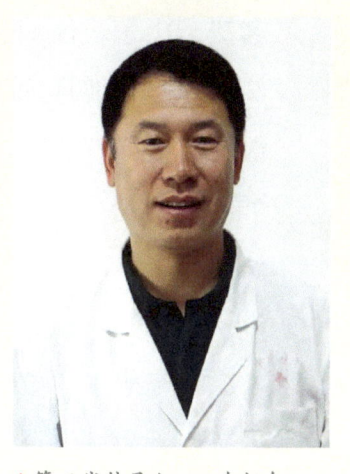

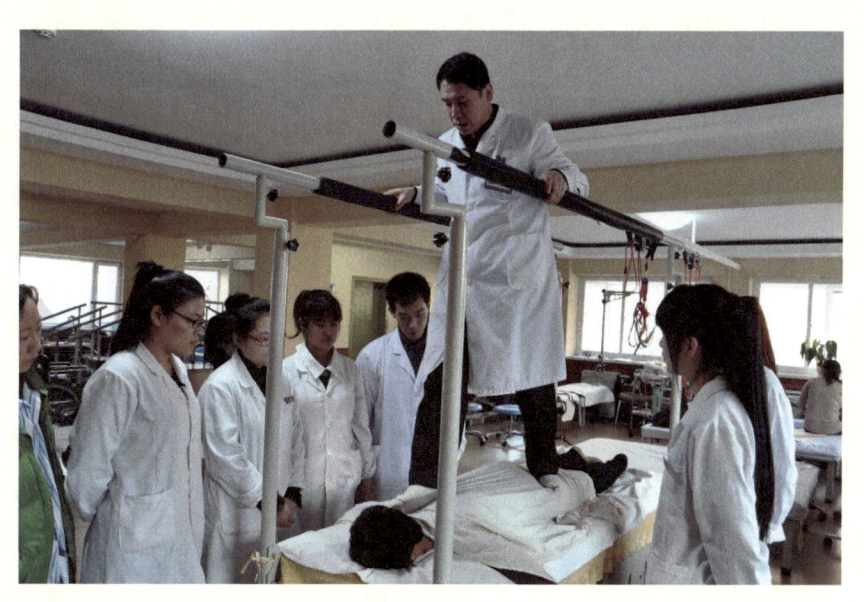

▲第三代传承人——车旭东

▲第三代传承人车旭东为学生演示中医跷蹂术技法

名法，山东、河南、上海、北京、广东、河北、吉林、黑龙江等地都有他拜师学医的足迹。魏庆春是一名盲师，虽无名医之名，却有大医之实，在业界和患者中口碑俱佳。车旭东拜师于魏老，向魏老学习中医跷蹂术技法。魏老是盲人，无法四诊合参，无法广泛收集资料和查阅经典文献，未能全面继承赵公的奇恒之腑经络证治体系。这是魏老的遗憾，他常常嘱咐车旭东，要把赵公的奇恒之腑经络证治体系整理好、发扬好，为一方百姓造福。

（2）扎根临床，精研外治

中医治病的三大法宝是中药、针灸和推拿，作为中医外治法的针灸和推拿，更是中医的特色和精华。清代医学家吴尚先的《理瀹骈文》提出"外治之理，即内治之理；外治之药，亦即内治之药，所异者，法耳"。明代名医李梴《医学入门》云："药之不及，针之不到，必须灸之"。车旭东刻苦勤奋，白天出诊看病，晚间研究经典，总结民间技法，精勤不息的学习和实践，使之日益见长。如今中医跷蹂术、经筋松解术、整脊术、雷火灸、车氏伤痛散熨烫、中药熏蒸等都已成为车旭东和他带领的康复团队的响亮名牌。

（3）师古不泥，守正创新

对车旭东学术思想影响深远的还有一位重要人物，就是全国著名中医石志超教授。石志超出生于吉林五代医学世家，先后师从于任继学、朱良春等国医大师。石志超临床推崇经典运用，以阴阳气血为核心，重视养阴，着眼大法，辨证与辨病相结合。他提出"临床要重视术，更要重视道""辨证法是中医的灵魂，舍此，中医就支离破碎了""古方今病不相能，故须发皇古义、融会新知"。车旭东时刻谨记石师的教诲，继承创新了奇恒之腑经络证治体系并将其发扬光大，总结的中医跷蹊术"跷蹊十法"入选大连市非物质文化遗产代表性项目名录，他本人成为该项目代表性传承人。车旭东临床重视经络辨证，重视药针推综合运用，中西互参，擅治疑难杂病和筋骨病，每自出机杼，逐渐形成自己独特的学术观点。

（4）奇恒经络，内外同治

现代疾病谱发生了很大变化，中药材的成分变化也非常大，车旭东以奇恒之腑经络证治体系立论，以奇恒六经瘀血阻滞为病机，传承清代医学奇人王清任的学术思想，使中医活血化瘀法更加完善。

科学在进步，现代技术的运用也越来越广泛，车旭东引进先进的体外冲击波治疗技术，将中医经络理论和现代解剖知识有机结合，使外治法做到极致，运用点、线、面、体（穴位、经络、皮部、体腔）结合冲击波治疗技术治疗疑难杂症，受到国内外同行的关注和赞誉。

（5）承接并举，开拓进取

车旭东始终关注传统文化的传播，将奇恒之腑经络证治体系毫无保留地传授给同事和学生，希望他们能够将这一传统技法传承下去。

如今，车旭东将中医跷蹊术运用于临床，药、针、推综合治疗颈肩腰腿痛及其他脏腑经络痛症，取得较好疗效，积累了大量典型病例及宝贵经验。他曾荣获大连市青年创新标兵、大连市青年岗位能手、大连市医学重点学科带头人、大连市干部保健先进工作者、中山区十大优秀青年等称号；获得国家专利3项，大连市百项创新成果1项，开展局级新技术2项，主编著作1部，参编著作3部，撰写论文20余篇，主持科研课题3项。车旭东研读经典，踏实临床，对待患者耐心细致，年诊疗量位居同行业首位，曾被评为大连市百姓最喜爱的医生。

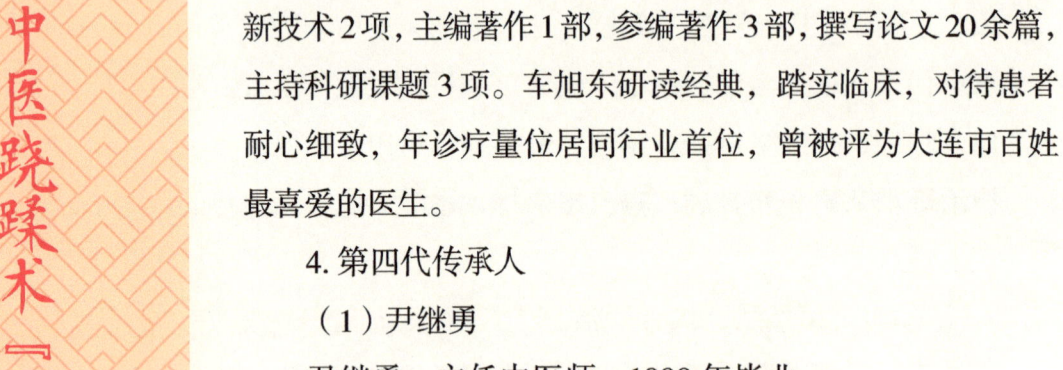

4. 第四代传承人

（1）尹继勇

尹继勇，主任中医师，1998年毕业于黑龙江中医药大学，现任大连市中医医院推拿康复病房主任，兼任辽宁省中医药学会整脊专业委员会副主任委员、软伤专业委员会常委，大连市软组织疼痛研究会常务理事、康复专业委员会副主任委员，大连市医学会物理医学与康复专科分会委员，大连市中医按摩医疗鉴定专家，大连市干部保健专家库成员，大连市医疗鉴定专家库成员，大连市医保专家库成员。2017年，中医适宜技术基层推广项目任中医跷蹊术主讲人。2018年，中医适宜技术进高校项目任中医跷蹊术主讲人，辽宁省级中医药继续教育项目"中医跷蹊术的临床应用"主讲人。

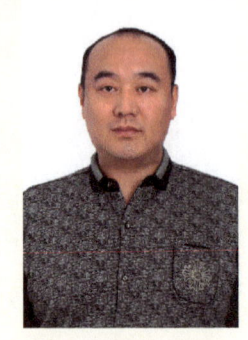

▲尹继勇

（2）张大伟

张大伟，副主任中医师，大连市中医医院推拿康复门诊主任。2003年毕业于长春中医药大学。辽宁省中医药学

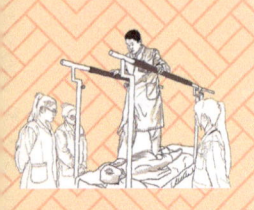

会康复专业委员会委员，大连市中医药学会推拿及康复专业委员会副主任委员，大连市健康教育专家讲师团讲师，大连医科大学兼职副教授，大连市医疗损害鉴定专家。主持大连市卫计委科研课题1项，出版专著2部，发表科技核心及国家级论文10余篇。2018年，任辽宁省级中医药继续教育项目"中医跷蹂术的临床应用"主讲人。同年任贵州六盘水医疗帮扶专家。2019年，任湖北兴山医疗帮扶专家。临床擅长运用中医松肌正骨术、中医跷蹂术治疗脊柱相关疾病。

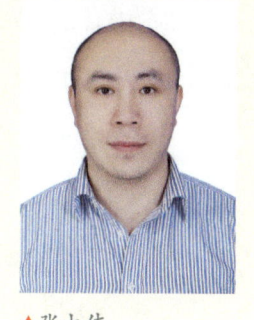

▲张大伟

（3）郭鹏

郭鹏，副主任中医师，2006年毕业于长春中医药大学针灸推拿学专业，于大连市中医医院从事中医康复临床教学工作，现任辽宁省医师协会康复分会委员，辽宁省中医药学会软伤专业委员会委员，辽宁省中医药学会养生康复专业委员会委员，辽宁省康复医学会中西

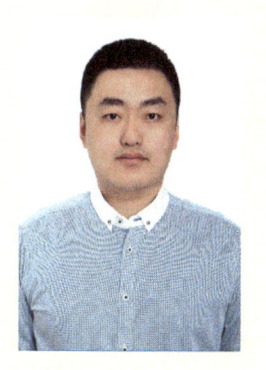

▲郭鹏

医结合康复专业委员会委员，大连市软组织疼痛研究会副秘书长。2014年起担任科室教学秘书，参与举办省市级继续教育班10余个，参与举办"康复小讲堂"专题讲座百余场。2015年中医适宜技术基层推广项目任中医跷蹂术主讲人。2016年参加在连两院院士医疗保障服务活动。2018年参加对口帮扶支援青海省湟源县中医院。2019年起任国家中医住院医师规范化培训基地带教老师。2020年起任大

连市中医全科医师转岗带教老师及中超联赛大连赛区医疗保障组成员。2015—2020年担任大连医科大学中山学院"中医骨伤科学""肌肉骨骼康复学""疼痛治疗学"的授课教师。

（4）梁哲瑞

梁哲瑞，中医跷蹂术"跷蹂十法"代表性传承人，主治中医师，中共党员，硕士研究生，毕业于辽宁中医药大学，现任辽宁省按摩协会副会长，辽宁省基层中医临床专科技术骨干，大连市软组织疼痛研究会秘书，辽宁中医药大学杏林学院特聘带教老师，中医跷蹂术传承基地秘书，大连市非物质文化遗产项目代表性传承人。荣获国家实用新型专利2项，获得辽宁省自然科学学术成果奖二等奖和大连市自然科学学术成果奖三等奖，发表SCI国际级论文2篇，省级以上核心期刊论文10余篇。

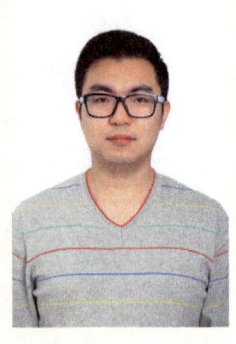

▲梁哲瑞

（5）夏振君

夏振君，副主任中医师，毕业于长春中医学院针灸推拿学专业。从事中医针灸推拿近20年，师从于车旭东，学习中医跷蹂术。2005年，在老师车旭东的指导下发表了《跷蹂术治疗腰椎间盘突出症86例》一文，对跷蹂术进行了系统阐述。2013—2015年被辽宁省卫健委选派到也门从事医疗援助工作，将中医跷蹂术技术传播到也

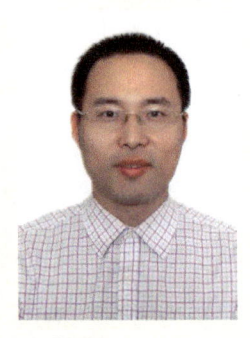

▲夏振君

门，深受也门患者欢迎。

（6）修文明

修文明，副主任中医师，毕业于长春中医药大学针灸推拿专业。现任辽宁省中医药学会软伤专业委员会委员。多次发表国家级论文。师从于车旭东，学习中医跷蹺术，积极推动中医跷蹺术的传承与发展。

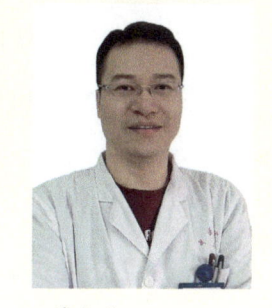

▲修文明

（7）张弘

张弘，中医师，康复治疗师，毕业于大连医科大学中山学院针灸推拿学专业。2015年师从车旭东，学习中医跷蹺术与冲击波治疗技术，多次参加大连市非物质文化遗产义诊活动，积极参与中医跷蹺术的文字整理工作。

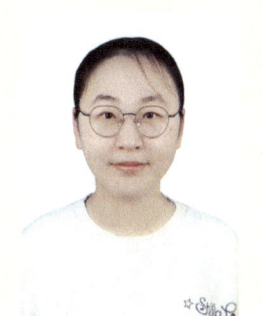

▲张弘

（8）田量

田量，副主任中医师，从事中医推拿工作近30年，熟练掌握中医跷蹺术理论与技法，积极参与中医跷蹺术传承基地学员的培训工作，对中医跷蹺术的传承与发展起到了有力的推动作用。

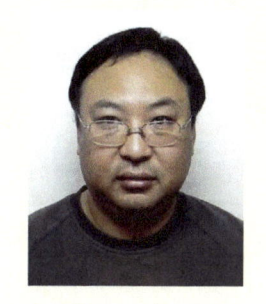

▲田量

（9）耿永波

耿永波，主治中医师，毕业于长春中医学院。2003—2014年工作于大连市中医医院推拿科，师从于车旭东，学习中医跷蹺术，临床善于应用中医跷蹺术治疗腰椎间盘突出症、坐骨神经痛、腰肌劳损等顽固性常见病，疗效显著。2014年前往新西兰从事中医针灸及推拿工作，独立创办SUNNY LAND中医馆，将中医跷蹊术带到了国外，取得了显著的临床疗效，得到了国外广大患者的认可和赞扬。

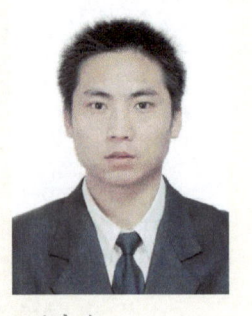

▲耿永波

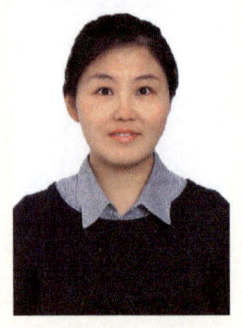

（10）王冬梅

王冬梅，副主任中医师，2003年毕业于长春中医药大学针灸推拿专业。师从于车旭东学习中医跷蹊术。现任辽宁省中医药学会软伤专业委员会委员、大连市优生优育协会委员。多次发表国家级论文。

▲王冬梅

（11）秦洋

秦洋，医学硕士，主治中医师，国家高级按摩师。2010毕业于长春中医药大学，师从于车旭东学习中医跷蹊术，继承了中医跷蹊术流派特色理论和独特的临床技法，现任大连市软组织疼痛研究会康复专业委员会委员。2016年，参加在连两院院士医疗保障服务活动。

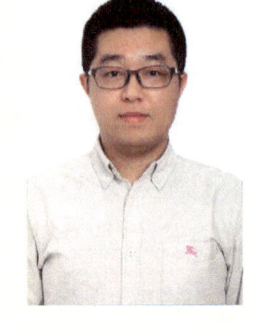

▲秦洋

2020年，任中超联赛大连赛区医疗保障组成员。参与辽宁省科技厅项目1项，在国内著名专业刊物上发表多篇论文。

（12）郝一峰

郝一峰，副主任中医师，中国民族医药协会疼痛分会理事，新西兰针灸协会会员，辽宁省中医药学会软伤专业委员会委员，辽宁省康复医学会中西医结合康复专业委员会委员，师从于车旭东学习中医跷蹂术。2017年，参加对口帮扶支援青海省湟源县中医院。2019年，在新西兰考取针灸师执照，于奥克兰的仁德中医诊所从事中医诊疗工作（中医药、针灸、推拿、理疗）。2020年，任深圳龙岗区第二人民医院社康中心主治医师，成立社康特色疼痛科室，带组治疗，创新开展非遗项目——中医跷蹂术。

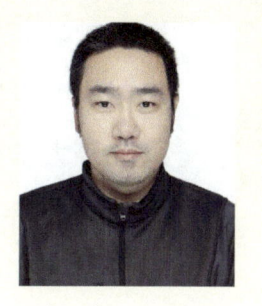

▲郝一峰

（13）胡志伟

胡志伟，主任中医师，1993年毕业于北京针灸骨伤学院。辽宁省康复医学会中西医结合康复专业委员会常务委员，辽宁省中医药学会软伤专业委员会委员，大连市软组织疼痛研究会康复专业委员会常务委员。师从于车旭东学习中医跷蹂术。2015—2020年担任大连医科大学中山学院"中医骨伤科学""肌肉骨骼康复学""疼痛治疗学"等课的授课教师。

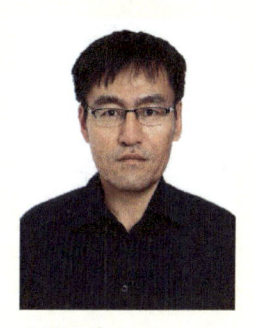

▲胡志伟

（14）孙雅宁

孙雅宁，主治中医师，毕业于湖南中医药大学针灸推拿专业，师从于车旭东学习中医跷蹂术。现任辽宁省中医

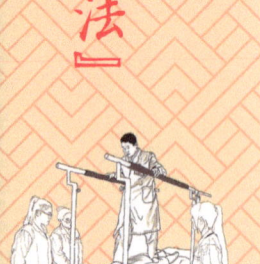

药学会软伤专业委员会会员、大连市软组织疼痛研究会康复专业委员会委员。发表国家级期刊论文 3 篇。2016 年于中国医科大学附属盛京医院康复科进修学习。2020 年 9 月至 12 月于青海省湟源县中医院进行对口帮扶工作。

（15）宋金阳

宋金阳，毕业于辽宁中医药大学中西医结合专业，中西医结合神经内科副主任医师，师从于车旭东学习中医跷蹂术。2019 年，参加对口帮扶青海省湟源县中医院；多次深入基层推广中医适宜技术，发表国家级论文 3 篇。

（16）姜磊

姜磊，主治中医师，医学硕士，毕业于黑龙江中医药大学针灸推拿专业，辽宁省康复医学会中西医结合康复专业委员会委员，大连市软组织研究会康复专业委员会委员。师从于车旭东学习中医跷蹂术。2016 年第 29 届大连国际马拉松赛医疗保障组成员。参与省级科研项目 1 项，在核心期刊发表论文数篇。

（17）李存露

李存露，康复治疗师，毕业于大连医科大学中山学院针灸推拿专业。大连

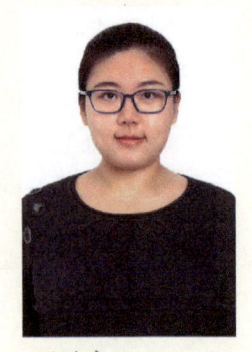

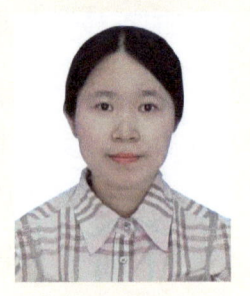

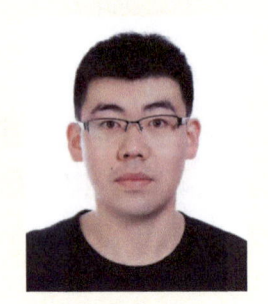

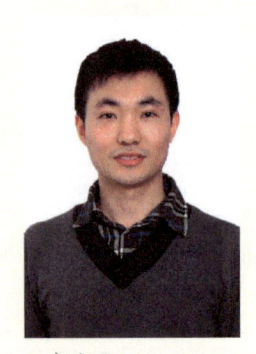

市中医医院康复科治疗师长，师从于车旭东学习中医跷蹺术。2020年任中超联赛大连赛区医疗保障组成员。

（18）谢博宇

谢博宇，康复治疗师，毕业于沈阳医学院，NJF（神经肌肉关节促进法）认证物理治疗师，师从于车旭东学习中医跷蹺术。2016年第29届大连国际马拉松赛医疗保障组成员。2020年中超联赛大连赛区医疗保障组成员。

▲谢博宇

（19）白永运

白永运，康复治疗师，毕业于辽宁中医药大学，现任大连市中医医院团委副书记，师从于车旭东学习中医跷蹺术。2020年中超联赛大连赛区医疗保障组成员。

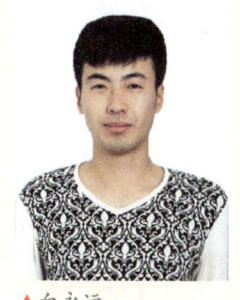

▲白永运

（20）杨莹

杨莹，康复治疗师，2009年毕业，在大连市中医医院神经内科康复室工作，2014年学习中医跷蹺术，能够运用娴熟的技术为患者解除病痛，受到患者的一致好评。

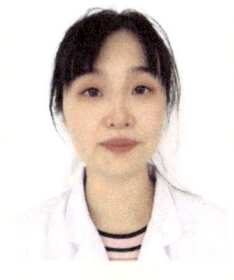

▲杨莹

（21）李丹

李丹，康复治疗师，2015年毕业于辽宁医药学院，2019年取得辽宁中医药大学学士学位。熟练掌握中医跷蹺术，获得良好的口碑。

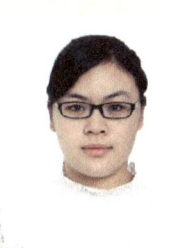

▲李丹

（22）赵佳

赵佳，中医师，康复治疗师。毕业于大连医科大学中山学院针灸推拿学专业。2018年就职于大连市中医医院，师从于车旭东学习中医跷蹺术，多次参加大连市组织的非遗义诊活动。

（23）孙皞月

孙皞月，康复治疗师，毕业于辽宁医药职业学院，师从于车旭东学习中医跷蹺术。

（24）赵治涛

赵治涛，曾在杭州市中医院推拿科跟随熊爱民医生学习推拿正骨，以冯氏与龙氏手法为主，为颈椎病、腰椎病患者解决病痛。后师从于车旭东教授学习中医跷蹺术等治疗经筋病，临床上手足并用为患者治疗，取得较好疗效。

（25）谢林辰

谢林辰，毕业于亳州职业技术学院，中医学专业，曾在安徽跟随杨得光医生学习推拿正骨，以一指禅为主，以经络穴位为患者解决病痛。后师从大连市中医医院康复科车旭东教授，重点学习中医跷蹺术。

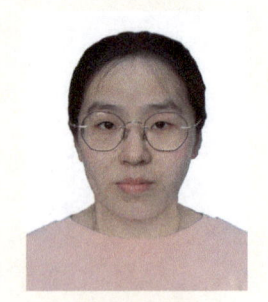

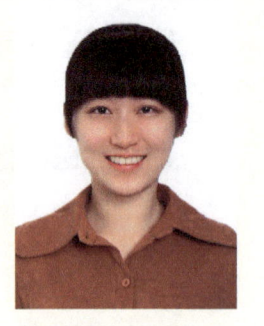

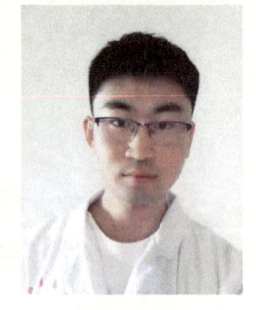

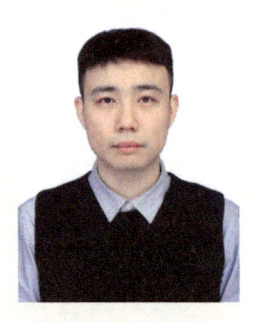

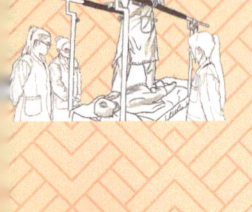

（二）中医跷蹂术的传承谱系

```
第一代传承人
赵公
         ↓
第二代传承人
魏庆春
         ↓
第三代传承人
车旭东
         ↓
第四代传承人
```

尹继勇	张大伟	郭　鹏	梁哲瑞	夏振君
修文明	张　弘	田　量	耿永波	王冬梅
秦　洋	郝一峰	胡志伟	孙雅宁	宋金阳
姜　磊	李存露	谢博宇	白永运	杨　莹
李　丹	赵　佳	孙皞月	赵治涛	谢林辰

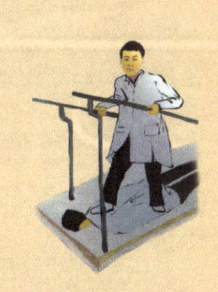

中医跷蹂术 「跷蹂十法」

第五部分
中医跷蹂术的
保护与发展

一、中医跷蹂术的保护

传承与保护二者相辅相成，不可偏废。"在继承中学习，在学习中传承，在传承中保护，在保护中应用，在应用中发展，在发展中创新，让中医跷蹂术之花开放得更加绚丽多彩。"这是中医跷蹂术传承与保护的宗旨，也是近年来呈现的崭新局面。

2011年2月25日，十一届全国人大常委会第十九次会议通过了《中华人民共和国非物质文化遗产法》（简称《非遗法》），于2011年6月1日起施行。《非遗法》共六章四十五条，对非物质文化遗产代表性项目名录、非物质文化遗产的传承与传播等内容做了详细的法律规定，从此，非遗的各项工作有法可依。中医跷蹂术的传承、普及和应用的各项工作都是在法律框架范围内展开的。

随着中医跷蹂术的传播，越来越多的人开始了解这项技艺，尤其是中医奇恒之腑经络证治理论体系和中医跷蹂术的治疗方法，展现了古老中医的神奇。随着中医跷蹂术在大连地区不断产生影响，2015年大连市政府正式批准中医跷蹂术"跷蹂十法"列入大连市非物质文化遗产代表性项目名录，中医跷蹂术"跷蹂十法"正式成为非物质文化遗产大家庭中的一员。同年，中医跷蹂术传承基地建成。从此，中医跷蹂术以传承基地为支撑，以与大连医科大学中山学院教学合作为契机，全方位开展传承、保护和应用工作。中医跷蹂术传承基地——大连市中医医院的康复科成为辽宁省"十三五"中医重点专科，大连市中医医院推拿康复中心被授予2019—2020年度大连市"青年文明号"。

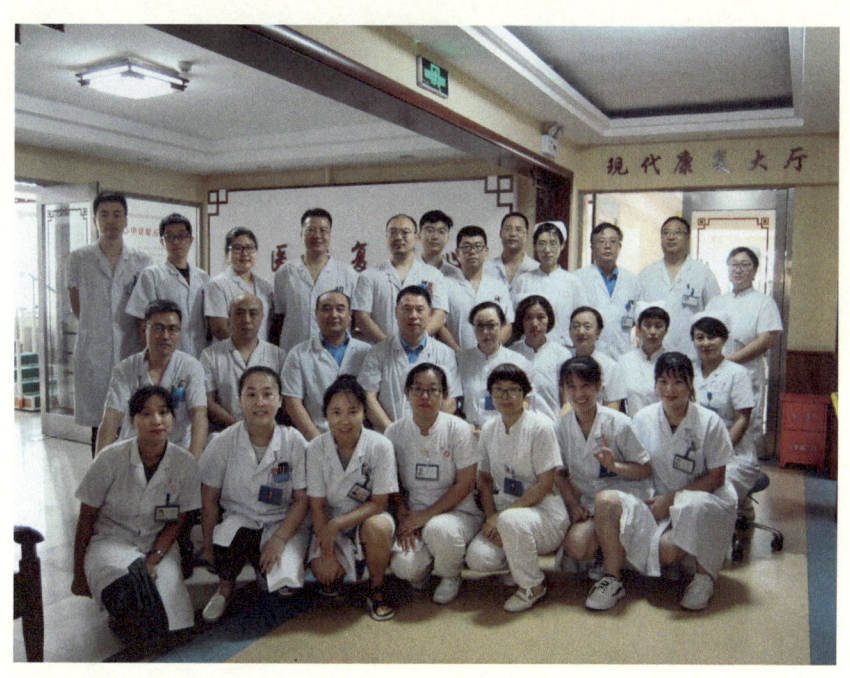

▲ 中医跷蹂术传承基地工作人员合影

从国内到国外，从城市到农村，从小学到大学，从街道到社区，中医跷蹂术的传承人开展了多层次、多形式的非遗健康讲座活动，普及中医与健康知识。

中医跷蹂术『跷蹂十法』

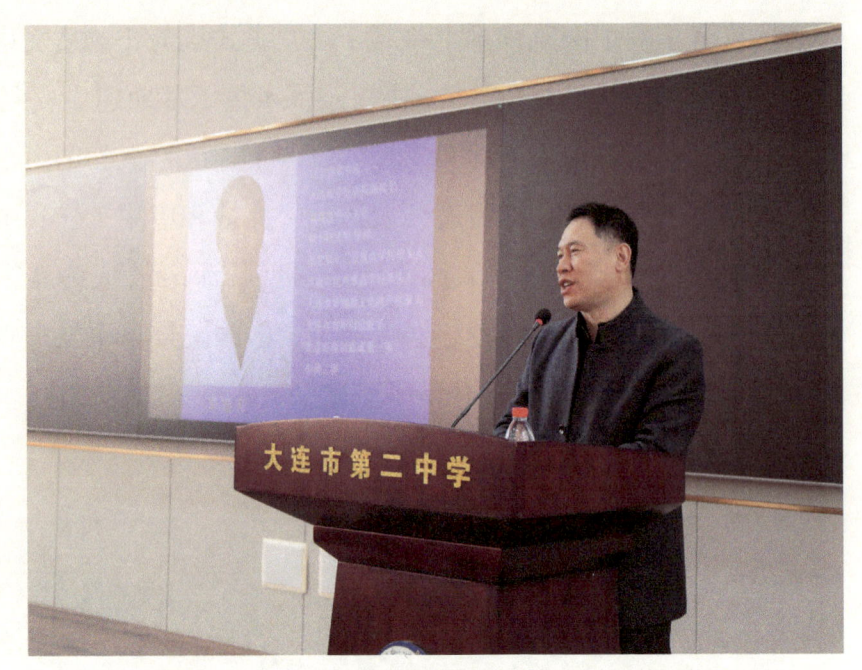

▲ 2022年，非遗项目——中医跷蹂术"跷蹂十法"进校园1

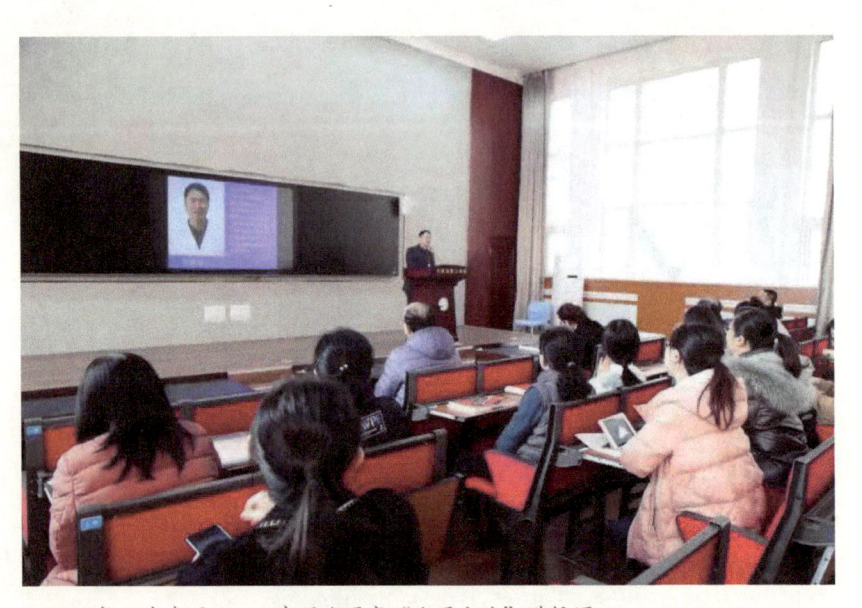

▲ 2022年，非遗项目——中医跷蹂术"跷蹂十法"进校园2

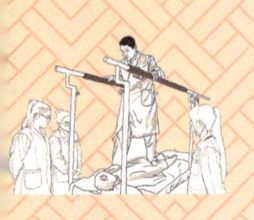

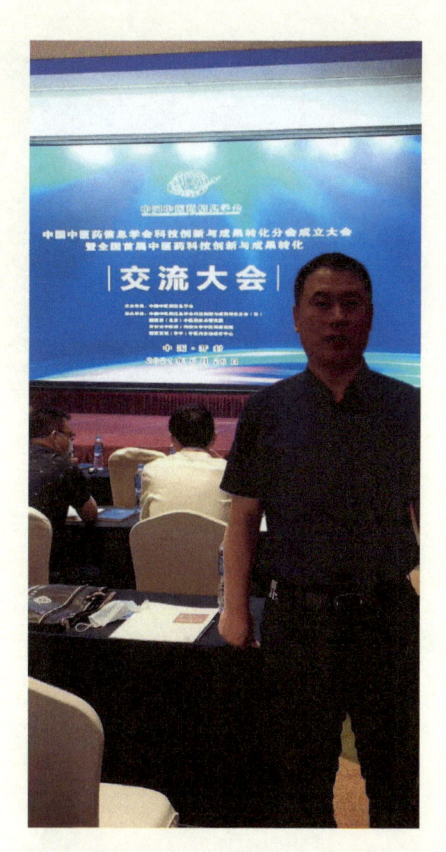

▲ 非遗传承人车旭东参加中国中医药信息学会科技创新与成果转化交流大会

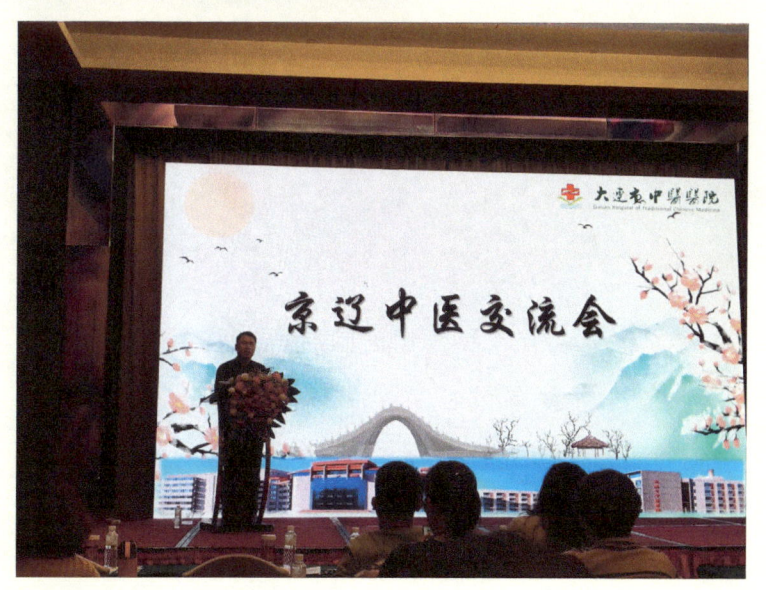

▲ 非遗传承人车旭东参加京辽中医交流会

中医跷蹂术传承基地积极参加市区组织的各项非遗活动。同时，秉承"请进来，走出去"的理念开展中医跷蹂术的传承活动，即把中医跷蹂术爱好者"请进来"，

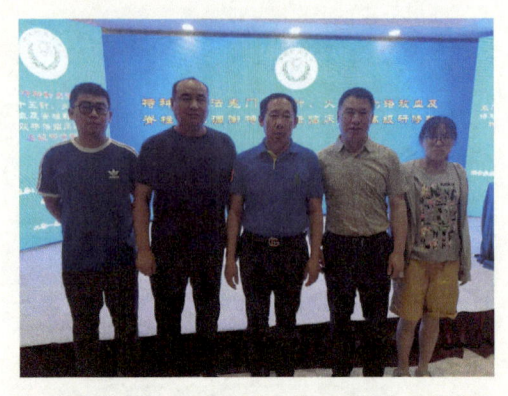

▲非遗传承人车旭东带队参加全国中医特色疗法学术交流会

进行中医跷蹂术培训；让非遗传承人"走出去"，到基层为城乡医生开展讲座和临床培训。

中医跷蹂术"跷蹂十法"参加旅顺小南村七彩南山樱桃采摘活动，为游客进行义诊，成为当地旅游文化中的新亮点，带动了旅游经济的发展。

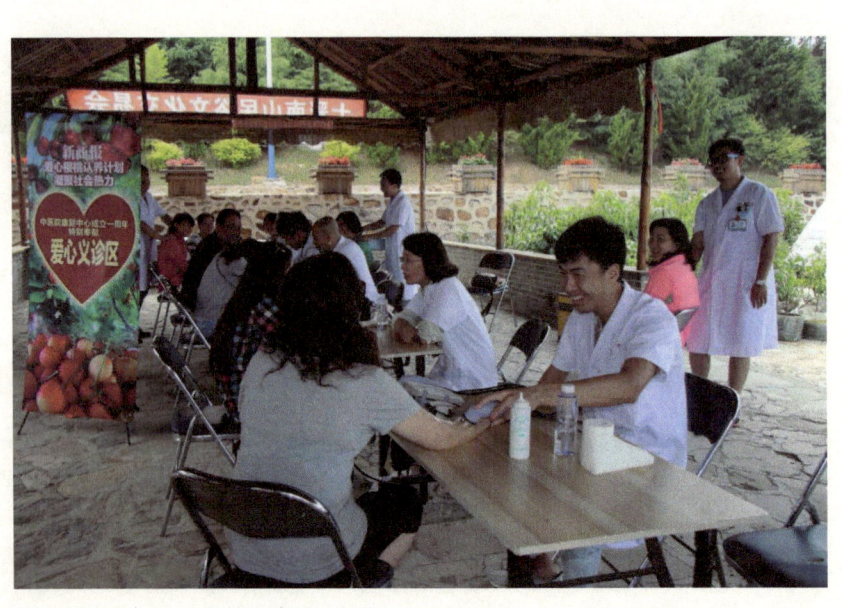

▲技师赵佳参加小南村义诊活动

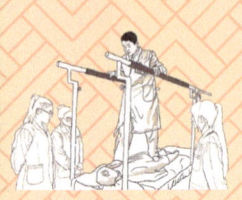

"中医骨诊"2020年列入辽宁省非物质文化遗产代表性项目名录，是省级的非遗项目。车旭东等非遗传承人到中医骨诊传承基地进行交流学习，邀请中医骨诊项目代表性传承人常凤山到中医跷蹂术传承基地进行学术讲座。学习交流期间，双方就骨伤科诊疗思路、中医外治疗法、网球肘与踝扭伤等疾病的具体调治方法等交换了意见。

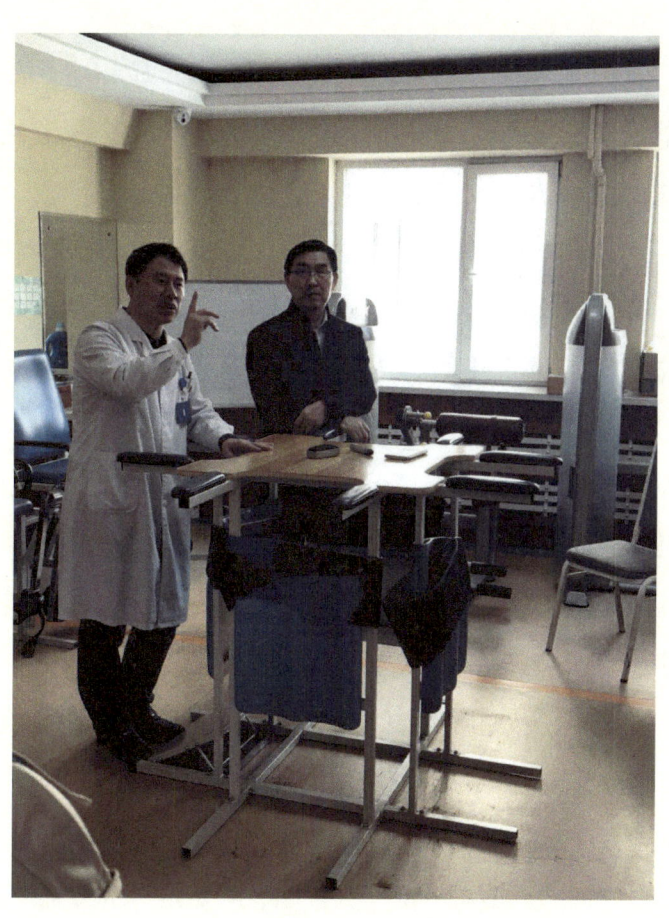

▲非遗传承人车旭东与非遗项目中医骨诊传承人常凤山进行学术交流

二、中医跷蹂术的发展

为了将中医跷蹂术传承好、保护好和应用好，非遗传承人积极参加各项活动并开展了大量工作，这也是中医跷蹂术传承人的责任和担当。

2017年，中医跷蹂术传承基地成立多媒体传承工作室（简称传承工作室），总负责人为非遗传承人车旭东。工作室分成五个小组，分别承担中医跷蹂术传承的五项职能。

继续教育项目组：组长郭鹏，组员孙雅宁、宋金阳、夏振君、姜磊，主要承担省市级学术教育活动以及非遗进校园、进社区活动的组织协调和筹备工作。

科研技术研发组：组长尹继勇，组员田量、秦洋、白永运，主要负责跷蹂床的研发和保健治疗技术的推广。

临床实践组：组长张大伟，组员修文明、李存露、谢博宇、李丹，主要负责中医跷蹂证治理论体系的完善和跷蹂技术的提高改进。

对外联络组：组长梁哲瑞，组员耿永波、郝一峰、杨莹、孙皞月，主要负责中医跷蹂术的国内合作以及海外推广。

文字整理组：组长张弘，组员赵佳、赵治涛、谢林辰，主要负责中医跷蹂术的大事记，记录中医跷蹂非遗传承的点点滴滴并整理报道。

传承工作室将传统技术与现代信息技术结合起来，在重视物品陈列等传统布置的基础上，特别做了壁画设计，邀请鲁迅美术学院的学生，采用漫画与写实相结合的形式，再现了项目的传承历史。在绘画过程中，绘者查阅了很多相关的中医资料，研究了中医跷蹂术的内容，通过壁画的形式生动地展现出来。传承工作室的建立，使传承工作的展开更加便捷，深受年轻人的喜爱。

代表性传承人车旭东、梁哲瑞制作了中医跷蹂术的电教片，方便学员们通过影音结合的方式，直观地进行学习。在传承基地的陈列柜上摆放着几代老中医用过的跷蹂架、跷蹂拐杖、中药配置的药水、跷蹂鞋和按摩巾等物件，虽然已经非常破旧，但充分展现了中医跷蹂术的传承。正是这些前辈

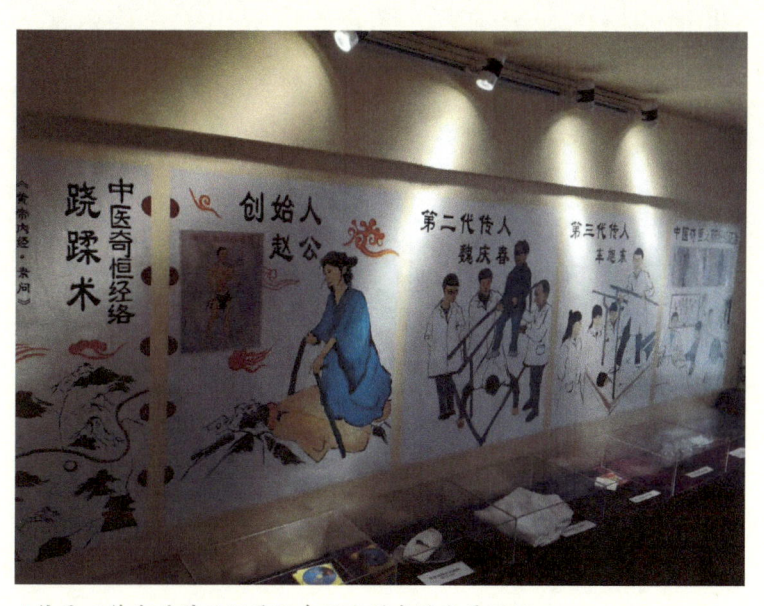

▲传承工作室的壁画记录了中医跷蹂术的发展历程

不断地钻研、探索，才有了今天中医跷蹂术的成就。

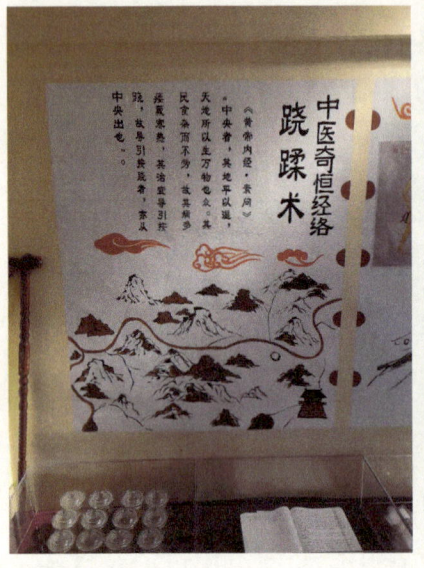

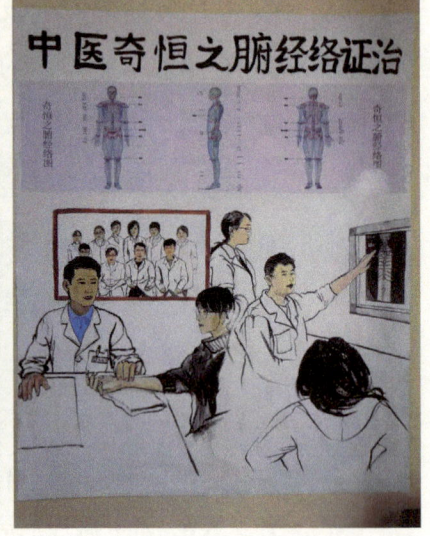

▲ 壁画——中医跷蹂术的历史 ▲ 壁画——中医奇恒之腑经络证治理论

2020年，车旭东工作室被评为辽宁省名中医，提升了非遗的层次和影响力。结合国家提出"六稳六保"政策，加强国内、国际双循环的相互促进，再加上国家医疗改革的不断前行，法律法规和政策的出台，为中医跷蹂术提供

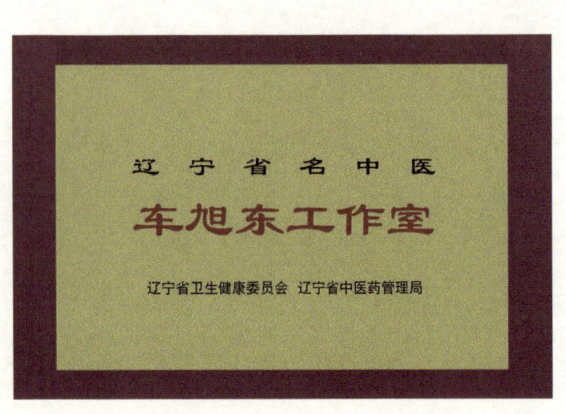

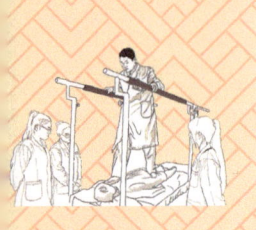

▲ 车旭东工作室被评为辽宁省名中医

了与社会、文化、经济融合的最佳机遇，使中医跷蹂术真正地融入人类健康的共同体系中。

中医跷蹂术的融入在于转化，转化的根本在于产业化，产业化在于应用的具体化，人民大众正是从这具体化中真正成为健康的受益者。正因如此，中医跷蹂术才能在国家提倡的大健康理念中发挥出更重要的作用。

中医跷蹂术传承保护的产业化，以传承基地为依托，进行校企联合，走出一条集教、学、研于一体的产业化之路。大连医科大学中山学院将中医跷蹂术作为实践教学的必修课，培养相关专业的大学生。随着人才培养的不断推进，陆续建立了中医跷蹂术康复馆、诊所和研究院，形成"从社区到城市，从一个城市到多个城市"的发展模式，立足国内，放眼世界，让防病、看病、治病形成良性循环。掌握中医跷蹂术技艺的大专院校的学生进入中医跷蹂术的产业链中能够实现毕业即就业。这样不但节省了医疗资源，还大大降低了患者的就医成本。

中医跷蹂术"跷蹂十法"是非物质文化遗产保护项目，多年来，大连市非物质文化遗产保护中心为该项目的传承、保护与发展做出了大量贡献，包括组织开

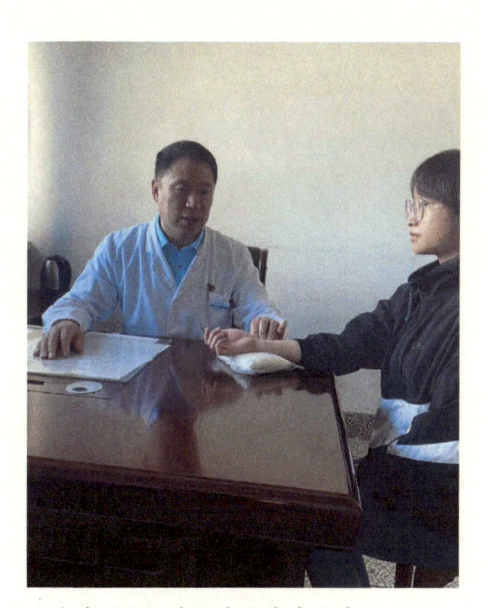

▲非遗传承人车旭东为患者脉诊

展相关传承活动,推进项目进校园等。大连市非物质文化遗产保护中心及非遗传承人们在挖掘、发展、继承、创新等方面,取得了一定的成绩,为市民群众的健康做出了贡献。但这还远远不够,需要继续努力,下一步将通过以下措施实现传承与保护。措施是:

(1)加强理论研究,学经典做临床,加强对中医跷蹂之腑经络证治体系研究,积极申报省级继续教育项目,将研究成果分享给更多的人,扩大中医跷蹂术的文化影响力,使这一非遗项目得到更好的发扬和传承。

(2)积极做好中医跷蹂术的文字、音像整理工作,实施抢救性保护,通过采访历代传承人、对现有工作场景进行录制形成纪录片、出版中医跷蹂术书籍、发表研究论文等进一步巩固保护成果。

(3)培养挖掘从业者和爱好者,努力扩大传承队伍,通过医院招聘和大学培养培训不断扩大项目传承队伍。在全球推广后继人才培养计划,组织其他国家的兴趣爱好者来中国学习交流。

(4)研究具体的技艺传承方法,比如采用老师手把手带徒、派出去实践学习等一些基础性的操作方法。在具体措施中,组织"大比武"活动,即在传承人的队伍中举行技术"大比武",使传承的技术不断提高。

(5)进一步加强与其他非物质文化遗产项目的学习与交流,学习先进经验,积极听取各级各单位的指导意见,努力绽放自己的光彩。

(6)积极普及、提高全民保护非遗项目的意识,提高

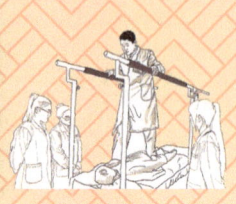

非遗项目的社会认知度。同时，适度开发、适当创新，吸引年轻人从业。

（7）在做好宣传的基础上，积极争取政府在资金、人才等各方面的支持和保障，推动非物质文化遗产项目的延续和发展。

对非物质文化遗产应遵循"保护为主、抢救第一、合理利用、传承发展"的原则，在未来五年中医跷蹂术的保护和传承过程中，将加强中医跷蹂术传承基地的建设，不断完善基地的软件、硬件设施；不断挖掘补充技术的文字和影像资料；不断加强文化宣传与对外交流；不断扩大非遗传承队伍，培养更多人才；在全国甚至世界范围内进行推广、传承、继承和创新，造福更多人。

参考文献

1. 赵毅. 推拿古籍选读[M]. 北京：中国中医药出版社，2019.

2. 严隽陶. 推拿学[M]. 北京：中国中医药出版社，2017.

3. 房敏，宋柏林. 推拿学[M]. 北京：中国中医药出版社，2016.

4. 范炳华. 推拿学[M]. 北京：中国中医药出版社，2008.

5. 王和鸣. 中医骨伤科学[M]. 北京：中国中医药出版社，2007.

6. 田代华. 黄帝内经素问[M]. 北京：人民卫生出版社，2005.

7. 周建中. 踩跷疗法[M]. 北京：人民卫生出版社，2003.

8. 中国中医药出版社. 中华人民共和国中医药法[M]. 北京：中国中医药出版社，2017.

9. 全国人大常委会法制工作委员会行政法室. 中华人民共和国非物质文化遗产法解读[M]. 北京：中国法制出版社，2011.

10. 国家中医药管理局《中医住院医师规范化培训实施办法(试行)》，国中医药人教发〔2014〕25号（文件）。

后 记

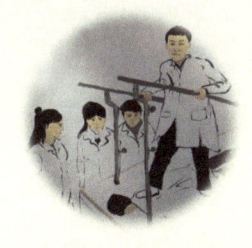

　　为了更有效地开展中医跷蹂术"跷蹂十法"的保护、传承工作，同时也为关心并热衷于本项目研究的读者提供可参考和借鉴的资料，我们编辑出版了《中医跷蹂术"跷蹂十法"》一书。

　　《中医跷蹂术"跷蹂十法"》一书的编纂是一项既严谨又复杂的工作。在此感谢大连市中医医院的大力支持，以及车旭东、郭鹏两位医生的倾力付出。同时，也向致力于中医跷蹂术"跷蹂十法"传承与保护的工作者们表示感谢。

　　本书内容丰富，涉及范围较广，受编者能力所限，难免存在不足之处，望业界专家、学者、同仁，各位读者朋友不吝指正。

编　者

2022 年 12 月